AF473154

ÉPILEPSIE

SA NATURE — SON TRAITEMENT

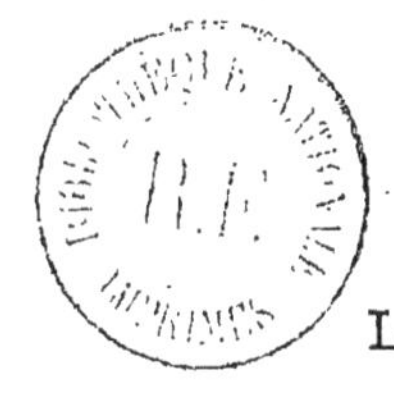

PAR

Le Dr ALEXANDRE PÂRIS

ANCIEN MÉDECIN DE L'ASILE D'ALIÉNÉS DE LA MARNE
EX-MÉDECIN-DIRECTEUR DE L'ASILE DE L'ORNE
MÉDECIN EN CHEF DE L'ASILE DE MEURTHE-ET-MOSELLE
LAURÉAT DE L'ACADÉMIE DE MÉDECINE DE PARIS
MÉDAILLE D'OR DE L'ACADÉMIE ROYALE DE MÉDECINE DE BELGIQUE

« Les longs ouvrages me font peur. »
(La Fontaine.)

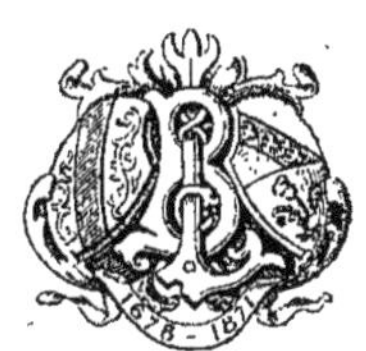

PARIS

BERGER-LEVRAULT & Cie
ÉDITEURS
5, rue des Beaux-Arts

J. B. BAILLIÈRE & FILS
ÉDITEURS
19, rue Hautefeuille

1892

ÉPILEPSIE

SA NATURE — SON TRAITEMENT

PRINCIPAUX TRAVAUX DU DOCTEUR ALEXANDRE PÂRIS :

Du Délire ambitieux. Thèse de doctorat.

De la Paralysie générale progressive par insolation. *Annales médico-psychologiques,* novembre 1884.

Hallucinations dans l'imbécillité. *Encéphale,* décembre 1885.

De la Mélancolie. Mémoire couronné par l'Académie de médecine de Paris. (Prix Lefèvre. — Commission : MM. Mesnet, Empis, Blanche, rapporteur.) 1887.

Coexistence de la paralysie générale progressive et de la syphilis cérébrale. *Union médicale,* 1890.

Les principaux devoirs des gardiennes du service des aliénés. Nancy, imprimerie Nancéienne. 1890.

L'Ictus émotionnel en médecine mentale. *Revue médicale de l'Est,* 1891, et *Annales de Psychiatrie et d'Hypnologie,* 1891.

Rapports et articles divers dans la presse médicale.

Contribution à l'étude de l'épilepsie. (L'Académie royale de médecine de Belgique a décerné une récompense — médaille d'or de 500 fr. — à ce mémoire, qu'elle a fait imprimer, 1891.)

Nancy, imprimerie Berger-Levrault et Cie.

ÉPILEPSIE

SA NATURE — SON TRAITEMENT

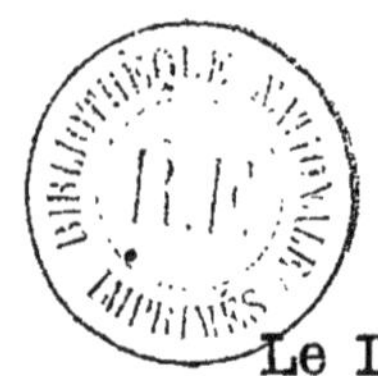

PAR

Le Dr ALEXANDRE PÂRIS

ANCIEN MÉDECIN DE L'ASILE D'ALIÉNÉS DE LA MARNE
EX-MÉDECIN-DIRECTEUR DE L'ASILE DE L'ORNE
MÉDECIN EN CHEF DE L'ASILE DE MEURTHE-ET-MOSELLE
LAURÉAT DE L'ACADÉMIE DE MÉDECINE DE PARIS
MÉDAILLE D'OR DE L'ACADÉMIE ROYALE DE MÉDECINE DE BELGIQUE

« Les longs ouvrages me font peur. »
(LA FONTAINE.)

PARIS

BERGER-LEVRAULT & Cie
ÉDITEURS
5, rue des Beaux-Arts

J. B. BAILLIÈRE & FILS
ÉDITEURS
19, rue Hautefeuille

1892

A

MONSIEUR LE PROFESSEUR POINCARÉ

DE LA FACULTÉ DE MÉDECINE DE NANCY

CORRESPONDANT DE L'ACADÉMIE DE MÉDECINE

Hommage respectueux et cordial.

CONTRIBUTION

A

L'ÉTUDE DE L'ÉPILEPSIE [1]

« ... L'auteur s'est attaché à répondre adéquatement au programme de l'Académie, et l'a fait dans un style clair et concis.

« L'Académie, dans l'énoncé de la question du concours, a spécialement visé deux points de l'histoire de l'épilepsie : sa pathogénie et son traitement. En ce qui concerne ce dernier, il devait y figurer comme le point le plus important, le seul même qui fût visé par le généreux anonyme, fondateur de ce concours. L'Académie y a joint la pathogénie de l'affection, à raison de l'obscurité qui règne encore sur ce point important, et aussi dans la pensée qu'une connaissance plus parfaite de la pathogénie pourrait conduire à un progrès thérapeutique.

1. Rapport présenté à l'Académie de médecine de Belgique, séance d'octobre 1891, par M. Hambursin, au nom d'une commission composée de MM. Hambursin, Vanden Corput et Williams, sur notre premier essai sur l'épilepsie.

« Malgré les travaux nombreux et importants dont la pathogénie du *morbus sacer* a été l'objet, cette question est loin d'être élucidée. Les résultats de ces études sont trop contradictoires pour qu'ils aient pu éclairer l'origine des diverses manifestations de cette triste maladie.

« Les lésions anatomo-pathologiques que l'on a voulu assigner comme causes originelles de l'épilepsie laissent, jusqu'à ce jour, beaucoup de doute, et l'on n'est pas parvenu encore à donner un siège précis à la maladie. Il semble même certain que la plupart des altérations anatomiques qui ont été observées ne sont qu'accidentelles et nullement nécessaires. Ainsi, on a accusé successivement l'asymétrie du crâne ; l'épaississement, la calcification, l'ossification ou la pigmentation des méninges ; les hémorrhagies soit des méninges, soit du cerveau ou de la moelle ; la sténose du foramen occipital ou du trou carotidien ; un rétrécissement ou des communications anormales du cercle de Willis ; des modifications interstitielles ou parenchymateuses des différentes parties du système nerveux central, ou des lésions inflammatoires des vaisseaux ; la dilatation de ceux-ci dans le plancher du quatrième ventricule ; l'atrophie des cornes d'Ammon ; l'hyperhémie ou la dégénérescence des ganglions du grand sympathique, etc. Ajoutons-y encore certaines intoxications métalliques, la syphilis, l'infection leucomaïnique consécutive à l'extirpation du goître (comme l'a constaté Mikulicz), et, enfin, les tumeurs ou abcès du cerveau, des lésions du crâne, la présence d'entozoaires, etc.

« Depuis longtemps on a distingué l'épilepsie en primitive et en secondaire ou réflexe. La première est généralement considérée comme une névrose dont on a voulu placer le siège dans la moelle allongée.

« Nothnagel a cru, plus tard, pouvoir localiser l'affection dans ce qu'il a appelé le centre convulsif du pont de Varole. Il expliquait la production de l'attaque de la manière suivante : excitation du centre vaso-moteur dans la moelle allongée, contraction spastique des artères cérébrales, anémie des hémisphères, perte de connaissance et, en même temps, excitation du centre convulsif donnant naissance à l'attaque épileptiforme.

« Brown-Sequard a montré que l'on rend les cobayes épileptiques en leur coupant le nerf sciatique ou la moelle d'un côté. Wetsphal a provoqué l'épilepsie chez le même animal en lui frappant de petits coups de marteau sur la tête. Ces deux physiologistes ont, en outre, constaté que l'on provoquait à volonté les accès par l'irritation de certaines régions de la peau auxquelles ils ont donné le nom de zones épileptogènes.

« Il semble tout d'abord que, dans une maladie dont

les accès sont aussi passagers et d'une durée très courte, il ne puisse être question que d'états purement transitoires. Aussi s'est-on généralement borné à rechercher la cause immédiate de l'épilepsie essentielle dans de simples modifications circulatoires, et l'on a cru pouvoir expliquer les attaques tantôt par une anémie, tantôt par une hyperhémie du système nerveux central. L'opinion dominante y voit une anémie. Kussmaul et Tenner ont, en effet, montré par voie expérimentale qu'en produisant l'anémie subite du cerveau chez des animaux, on provoquait chez eux des phénomènes analogues à ceux qui caractérisent l'épilepsie chez l'homme. Un fait sur lequel il nous paraît qu'on n'a pas assez insisté, en ce qu'il confirme les idées de Kussmaul et Tenner, ce sont les attaques épileptiformes que l'on voit surgir dans la syncope [1], ainsi que nous l'avons observé à plusieurs reprises, et cela chez des sujets qui n'avaient jamais eu d'attaques antérieures, et qui n'en ont plus eu depuis lors; donc, chez des sujets non épileptiques. L'anémie ou l'oligémie encéphalique paraît donc être la condition organique la plus propre à la production des accès épileptiques.

« Quant aux départements du système nerveux d'où

---

1. Il est répondu à cette objection dans ce nouveau mémoire.

l'on a voulu faire partir l'attaque, c'est la sphère motrice des circonvolutions cérébrales qui en a été considérée comme le siège. Déjà Hitzig avait pu, chez des chiens, provoquer l'épilepsie en enlevant les centres moteurs du cortex cérébral.

« Unverricht et P. Rosenbach ont conclu, à la suite de leurs expériences, que l'épilepsie est produite par une irritation des régions motrices de la substance corticale. Plus récemment, Johannsohn a montré que l'on pouvait, chez les chiens, provoquer des convulsions épileptiformes par un courant électrique dirigé en différents points du cerveau, et non pas seulement dans la substance corticale, quoique, pour produire les accès, l'intensité du courant dût être moins forte dans les centres moteurs de celle-ci.

« De tout ce qui précède, il résulte qu'aucune cause précise, aucune lésion propre ne peut être assignée jusqu'ici à la pathogénie de l'épilepsie.

« Les observations personnelles de l'auteur du mémoire n° 2 tendent à mettre en lumière l'origine de cette mystérieuse affection, qu'il considère comme la manifestation d'une tare originelle, due à un état psychique héréditaire caractérisé par une prédominance exagérée de l'émotivité, mais qui nous semble bien plutôt résulter de l'insuffisance des centres régulateurs.

« L'auteur rapporte la cause primordiale de la maladie à une disposition innée, à une dégénérescence cérébrale héréditaire, accusée dès l'enfance par une émotivité exagérée et une grande versatilité du caractère. Il fait intervenir en second lieu, les troubles du grand sympathique qui se manifestent d'abord par des vertiges (amnésie, petit mal), généralement vers l'époque de la puberté et aux époques menstruelles chez la femme, ou chez l'homme lui-même avec une certaine régularité périodique mensuelle.

« L'épilepsie ne devient que plus tard bulbo-rachidienne, c'est-à-dire que, d'après l'auteur, le bulbe n'est pas le siège primitif du grand mal caractérisé par les attaques convulsives. Celles-ci ne surviennent que lorsque les troubles circulatoires sont assez prononcés pour provoquer des phénomènes de compression encéphalique. Il se produit alors, comme chez le pendu, une réaction violente du côté de la moelle ; de là la grande attaque.

« En résumé, l'auteur admet que l'épilepsie aurait pour origine la réaction de la sphère émotive ou intellectuelle sur le système nerveux de la vie organique, et de là, finalement, des troubles circulatoires du côté du bulbe et de la moelle qui feraient éclater la grande attaque.

« L'auteur considère le traitement hygiénique comme

le plus efficace, mais un traitement hygiénique héréditaire ou familial, à longue échéance et à action continue, afin d'effacer la tare intellectuelle originelle. Il soutient cette rectification morale éducatrice par l'administration de petites doses de bromure de potassium et parfois d'ergotine.

« L'auteur insiste, en commençant, sur le sens de la chute mis en rapport avec l'état mental du malade et le nombre des accès. La chute en arrière ou sur le côté droit caractérise surtout les épileptiques dont la dégénérescence intellectuelle et la tare héréditaire sont le plus manifestes. Parmi ceux-ci, ce sont ceux dont les tendances instinctives sont le plus mauvaises qui tombent sur le côté droit. La chute en avant ou sur le côté gauche s'observe surtout chez ceux dont le niveau intellectuel a été ou est le plus élevé.

« En somme, bon mémoire, sobre de détails, mais bien raisonné et contenant des aperçus originaux, des idées neuves, établies sur des faits cliniques nombreux et bien observés. »

Le mémoire publié aujourd'hui comprend en somme : le mémoire analysé ci-dessus, sensiblement revu, — des faits et des arguments nouveaux, — des considérations sur les influences du milieu, des rêves, etc., — de nouveaux documents discutés relatifs à la pathogénie et au traitement.

ÉPILEPSIE

SA NATURE. — SON TRAITEMENT

AVANT-PROPOS

En écrivant ce mémoire, j'ai surtout pour but de faire connaître des observations purement personnelles, d'en faire ressortir les particularités qui peuvent contribuer à mieux mettre en lumière la nature de l'épilepsie, et, par conséquent, faciliter la recherche du traitement curatif, si la guérison est possible.

J'ai jugé inutile de commencer ce travail par un historique et une étude générale de l'épilepsie. Tant de travaux ont déjà traité toutes ces questions qu'il n'y aurait réellement aucun mérite sérieux à en faire une compilation.

Comme le dit judicieusement le Dr Cuylits (*Bulletin de la Société de médecine mentale de Belgique,* numéro de mars 1890, p. 28), « ces préambules historiques ne démontrent pas grand'chose : ni la compétence de l'auteur, ni la maturité du sujet, ni la perspicacité de nos ancêtres. Généralement ils inspirent un sentiment de pitié pour nos devanciers et une assez juste défiance à l'égard de la solidité de nos connaissances. »

Je n'examinerai d'autres faits que ceux qui s'offrent journellement aux yeux de tous, « mais que les hommes de science sont peut-être particulièrement exposés à négliger en vertu d'une sorte d'accaparement de leur attention par les faits inaccessibles à l'observation vulgaire[1] ».

DIVISION

Ce travail est divisé de la façon suivante :

1° Définition de l'épilepsie.

2° Considérations cliniques sur un symptôme négligé jusqu'à ce jour, et différenciation des épileptiques basée sur la chute.

3° Réflexions générales.

4° Considérations sur la pathogénie de l'épilepsie.

5° Réflexions sur la curabilité de l'épilepsie.

6° Résumé.

7° Conclusions.

1. Manouvrier. *Les Aptitudes et les Actes,* conférence annuelle Broca. 1891.

DÉFINITION

L'épilepsie vraie est une dégénérescence congénitale, héréditaire, accusée par un état psychique spécial et dont les symptômes physiques sont, en général, secondaires.

On naît épileptique et l'on devient ensuite convulsif, mais on n'est pas épileptique seulement dès l'apparition du petit mal ou des grandes attaques.

L'épilepsie est d'abord cérébrale, puis cérébrale et sympathique, enfin cérébrale, sympathique et médullaire à la fois.

Lorsqu'un médicament, comme le bromure de potassium, par exemple, exerce une influence réelle, il fait disparaître d'abord les attaques convulsives, puis le petit mal (difficilement), mais il laisse l'épilepsie cérébrale, premier et plus grave de ces trois facteurs. Ainsi se trouve justifiée notre décomposition de l'épilepsie en trois principaux groupes symptomatologiques.

Les ancêtres des épileptiques, nous disent les auteurs les plus autorisés, les plus experts en médecine mentale, sont habituellement des épileptiques, ou des alcoolisés, ou des individus dont le système nerveux a été altéré par divers excès, par maladies, etc., mais ces mêmes auteurs nous apprennent aussi que les mêmes tares nerveuses, sources de l'épilepsie, sont aussi le point de départ de l'imbécillité, de l'idiotie et d'une dégénérescence relativement supérieure, tour à tour baptisée de divers noms et généralement distinguée aujourd'hui sous celui de « dégénérescence psychique ».

Dans la même famille, sur quatre enfants, par exemple, on peut voir un idiot, un imbécile, un épileptique et un original ou dégénéré psychique ; il semble dès lors naturel que des états ayant la même origine, dérivant de la même souche, présentent des signes de parenté, stigmates physiques, indices psychiques. Cette parenté de l'épilepsie avec les trois autres types de dégénérescence est spécialement manifeste puisque l'imbécile, puisque l'idiot, puisque le dégénéré psychique, l'original, peuvent devenir convulsifs et qu'il est possible de rencontrer chez les épileptiques tous les états mentaux des trois principaux types de dégénérés.

Je pense donc qu'il y a lieu d'abandonner la voie suivie jusqu'à ce jour pour l'étude de l'épilepsie et qu'il est indispensable de la rattacher à la grande famille des dégénérescences nerveuses, à laquelle elle appartient réellement, ainsi que le prouvent surabondamment, comme nous le verrons, non seulement sa généalogie, ses antécédents ancestraux, ses affinités pour l'imbécillité et l'idiotie ou ses tendances familiales, mais encore les signes de dégénérescence physique et surtout les modifications favorables que l'on obtient en lui appliquant le traitement qui donne les meilleurs résultats dans l'idiotie et l'imbécillité.

Je ne considère plus, par conséquent, l'épilepsie comme une névrose ; je la place dans la première grande famille des dégénérescences nerveuses que j'appellerai *dégénérescences à manifestations primaires ou précoces,* c'est-à-dire éclatant dès la naissance ou l'enfance, par opposition à la famille des *dégénérescences secondaires ou tardives* dont les manifestations : hystérie, névropathisme, vésanies, etc., apparaissent à une étape de la vie relativement éloignée et sont plus fugaces, moins continues, plus faciles à combattre, etc...

SENS DE LA CHUTE

CONSIDÉRATIONS CLINIQUES SUR UN SYMPTÔME NÉGLIGÉ JUSQU'A CE JOUR, ET DIFFÉRENCIATION DES ÉPILEPTIQUES BASÉE SUR LA CHUTE.

Le point de départ de cette étude sera le sens de la chute de l'épileptique, un des premiers phénomènes de la grande attaque. A cet égard, j'aurai à relever un certain nombre d'erreurs admises, comme faits bien établis, par la plupart des auteurs.

« La première attaque, quelle qu'elle soit, dit M. Christian[1], donne au mal sa physionomie propre, celle qu'il gardera à travers toutes les vicissitudes de la maladie. On peut affirmer avec certitude que toutes les attaques qui surviennent seront la reproduction fidèle de la première. Personne n'a plus insisté sur ce caractère du haut-mal qu'Erlenmeyer qui prétend que, chez le même individu, les accès se répètent *jusque dans leurs détails les plus insignifiants,* avec une régularité mathématique. Peut-être y a-t-il là quelque exagération à être aussi affirmatif qu'Erlenmeyer; ses propositions ont été contestées dans ce qu'elles ont de trop absolu. Mais, d'une façon générale, il est dans le vrai; un épileptique qui tombe sur le côté gauche, ou

1. *Épilepsie et folie épileptique,* par M. J. Christian. Paris. Masson, éditeur, 1890, p. 45.

sur la face, ou sur le dos, tombera toujours sur le côté gauche, ou sur la face, ou sur le dos. »

M. Christian est encore trop affirmatif dans sa dernière phrase, car il est des épileptiques, j'en ai dans mon service, en petit nombre, qui tombent tantôt en avant, tantôt en arrière, d'autres dont la chute se fait tantôt à droite, tantôt à gauche.

D'après M. Auguste Voisin[1], « l'épileptique tombe partout indistinctement et le plus souvent en *avant* ». Cet auteur est complètement dans l'erreur et cette proposition nous prouve, ainsi que va l'établir le classement suivant, que l'étude du sens de la chute de l'épileptique a été complètement négligée.

Nous pensons qu'il y a quelque intérêt à combler cette lacune et que ce phénomène n'est pas un détail insignifiant de l'accès. Le sens de la chute, variable souvent d'un individu à un autre, semble indiquer que les lésions causales, ou que des lésions auxiliaires, inconnues jusqu'ici, n'ont pas absolument le même siège chez les épileptiques de deux catégories différentes. Peut-être y aurait-il à tirer de là quelques indications pour les recherches anatomo-pathologiques ultérieures. On ne peut pas, en effet, attribuer à la pesanteur la moindre influence dans la détermination du sens de la chute : tout le monde sait que les idiots marchent, en général, inclinés en avant ; ils paraissent souvent courir après leur centre de gravité ; les idiots épilep-

1. *Leçons cliniques sur les Maladies mentales et sur les Maladies nerveuses*. Paris, J.-B. Baillière, 1883.

tiques devraient donc, au moment de l'attaque, tomber habituellement en avant; nous verrons, au contraire, que la plupart tombent en arrière.

Classement, d'après le sens de la chute, des 63 épileptiques de mon service.

A. — Tombant toujours en arrière :

1. — G... M... A..., fille d'un ivrogne épileptique, idiote et épileptique, aveugle.

Deux ou trois accès par mois, aux époques menstruelles.

2. — Inconnue, idiote et épileptique.

Deux ou trois accès par mois, aux époques menstruelles.

3. — G... Marie A..., imbécile et épileptique.

Une quinzaine d'accès chaque mois, pendant la période menstruelle.

4. — J... M..., imbécile et épileptique.

Quatre ou cinq accès par mois, pendant la période menstruelle.

5. — L... B..., imbécile et épileptique.

Accès quotidiens, mais dix à quinze accès par jour, pendant les périodes menstruelles.

6. — L... M... M... Faiblesse intellectuelle et épilepsie, consécutives, du moins en apparence, à des convulsions dans le bas âge, et (depuis cette époque) hémiplégie gauche, strabisme droit externe, dilatation de la pupille gauche, vision plus faible de l'œil gauche.

Accès quotidiens, mais plus nombreux, cinq à six par jour, pendant la période menstruelle.

7. — M... F... S... Idiotie, crétinisme et épilepsie.

Accès rares; un accès constaté tous les deux mois.

8. — N... A..., âgée de 9 ans. Épilepsie et arriéra-

tion mentale. Mère paralysée. A frappé sa mère de coups de couteau, a jeté une sœur cadette à l'eau.

Deux ou trois accès d'épilepsie par mois. Vertiges constatés tous les quinze jours et, parfois, par séries.

9. — R... M... J..., fille d'un épileptique. Dégénérescence physique et intellectuelle très accusée, épilepsie.

Chaque mois : deux ou trois accès, pendant l'écoulement des règles.

10. — S... M... T..., femme J..., imbécile et épileptique, sans la moindre instruction, très érotique.

Accès nocturnes. A eu, dans le jour, une série d'accès pendant laquelle il a été constaté qu'elle rentre dans cette catégorie (A).

11. — B... Q..., âgée de 45 ans, imbécile et épileptique.

Avait autrefois, irrégulièrement, quinze à vingt accès par mois; ne tombe plus que deux ou trois fois par mois, à l'époque menstruelle. (Ne suit plus de traitement depuis longtemps.)

12. — C... M..., imbécile et épileptique.

Deux, trois ou quatre accès aux époques menstruelles.

13. — C... C..., imbécile et épileptique. Fille-mère. Son enfant était épileptique.

Trois ou quatre accès aux époques menstruelles.

14. — F... H... M..., nièce paternelle d'une idiote, idiote elle-même et épileptique.

Accès tous les huit ou dix jours.

Aucune de ces épileptiques n'a pu apprendre un métier, exercer une profession, et une seule a été mariée, malgré la faiblesse de son intelligence (elle n'a même jamais été capable de distinguer les premières lettres de l'alphabet).

15. — B... J..., femme X..., ménagère, âgée de 55 ans. Intelligence faible. Ménopause depuis trois ans.

Sept à huit accès d'épilepsie par semaine. Vertiges rares.

16. — D... A..., femme X..., couturière, âgée de 55 ans. Ménopause depuis un an.

Accès irrégulièrement, mais plus nombreux, une fois par mois. Pas de vertiges constatés.

17. — D... E..., femme X..., jardinière, âgée de 43 ans, a frappé son mari d'un coup de couteau. Émotivité très grande, suffocation et tremblement lorsqu'une personne étrangère au service de son quartier lui adresse la parole.

Accès pendant l'écoulement des règles. Vertiges assez fréquents.

18. — C... L..., sœur d'un épileptique, âgée de 39 ans, épileptique en démence.

Tombe chaque jour, mais les accès sont plus nombreux aux époques menstruelles.

19. — V... C..., domestique, âgée de 18 ans, tombe depuis quatre ans, a été traitée sans succès par les trois bromures et par le borate de soude, qui n'a pas diminué le nombre des grandes attaques et qui paraissait augmenter celui des vertiges.

Nombreux vertiges chaque jour. Deux ou trois accès aux époques cataméniales et quelques-uns seulement, à intervalles relativement longs, entre les périodes menstruelles.

20. — S... C..., domestique, âgée de 53 ans. Première attaque à la suite d'une fièvre typhoïde.

Tombait, autrefois, chaque jour; n'a plus, depuis quelque temps déjà (ménopause), qu'un ou deux accès par mois, bien qu'aucun traitement ne soit suivi depuis longtemps.

21. — M... E... D..., âgée de 27 ans, démente.

Tombe depuis cinq ans environ. Séries de quatre à cinq accès tous les huit jours. Vertiges nombreux.

Malade spécialement dangereuse par ses violences.

22. — P... J... E..., modiste, âgée de 59 ans.

Démence. Ménopause depuis sept ans.

Cinq à six accès par mois, en deux jours. Autrefois, tombait habituellement à son époque menstruelle; il semble donc que cette régularité du retour mensuel des accès soit conservée.

23. — G... R... E..., modèle, âgée de 47 ans.

Hypochondrie et idées de suicide. Encore réglée. Tombe depuis huit ans.

Accès quotidiens. Vertiges nombreux.

24. — L... E..., veuve X..., âgée de 56 ans. Débilité mentale.

Un ou deux accès par mois. Pas de vertiges constatés.

25. — G... C..., âgée de 37 ans, sœur et nièce d'épileptiques.

Accès aux époques menstruelles, parfois en séries.

26. — D... A..., ancienne infirmière, âgée de 26 ans.

Plus fréquemment : accès d'hystérie dans le jour et accès d'épilepsie pendant la nuit.

Instinctive, spécialement dangereuse pendant l'excitation consécutive aux accès.

Toujours plus malade aux époques menstruelles.

Il est à remarquer déjà que, sur 26 épileptiques tombant toujours en arrière, 14 sont, incontestablement, des dégénérées typiques et que, des 12 suivantes, plusieurs pourraient rentrer dans le premier groupe; nous trouvons, du reste, parmi ces dernières, un bien petit nombre de femmes mariées.

Afin de ne pas encombrer de détails les faits précédents et de leur laisser leur brutale signification, je n'ai fait que peu d'allusions aux attaques nocturnes; je dois dire cependant que les accès de nuit sont *presque* aussi fréquents et *non plus* que les accès de jour.

Mais ce qui doit encore frapper spécialement dans ces notes, c'est le retour périodique des séries d'accès ou de l'augmentation du nombre des attaques avec la réapparition périodique du flux cataménial. J'ai toujours constaté que ce caractère de périodicité persiste assez longtemps, même pendant la ménopause, bien que le nombre des crises aille en diminuant dès l'âge critique (le plus souvent).

B. — Tombant toujours en avant :

27. — A... A... M..., vigneronne, âgée de 38 ans. Goître. Type crétineux très accusé. Instruction nulle. Parésie générale.

Habituellement: un accès, le jour, ou un accès, la nuit, dans les vingt-quatre heures.

Pendant les périodes menstruelles : sept à huit attaques par jour.

28. — K... A... A..., sans profession, âgée de 53 ans, nièce et tante d'épileptiques, imbécile et épileptique. Paralysie, dès le bas âge, de la jambe et du bras droits, qui ont subi un arrêt de développement. Ménopause.

Plusieurs accès dans les vingt-quatre heures (jour ou nuit).

29. — J... M... B..., âgée de 29 ans, imbécile et épileptique.

Accès chaque jour, mais beaucoup plus nombreux aux époques menstruelles, et, alors, frappe, brise et déchire.

30. — F... A... C..., âgée de 22 ans. Faiblesse intellectuelle et épilepsie. Parésie générale.

Un accès chaque jour, mais dix ou douze accès par jour (dans les vingt-quatre heures), aux époques menstruelles.

31. — F... R..., âgée de 33 ans. Faiblesse intellectuelle tendant à la démence et épilepsie.

Une dizaine d'accès et quelques vertiges aux époques menstruelles. Un peu d'excitation avant et après les époques, et idées de mariage.

32. — D... M... F..., veuve C..., âgée de 37 ans, couturière, fille d'un épileptique. Démente et épileptique.

Sept à huit accès aux époques et, alors, tendances à la violence.

33. — B... Ch... E..., infirmière diplômée, âgée de 26 ans, tombant depuis dix-huit mois.

Plusieurs accès chaque jour et chaque nuit, mais plus nombreux aux époques cataméniales et, alors, manifestation d'idées de suicide, de préoccupations hypochondriaques, d'hallucinations et d'illusions de la vue, d'un sentimentalisme extraordinaire, etc...

Tendances dypsomaniaques habituelles et divagations stéréotypées fréquentes.

34. — B... M... N..., couturière, âgée de 36 ans, démente.

Accès d'épilepsie, autrefois quotidiens, maintenant de deux en deux ou de trois en trois jours, mais plus nombreux aux époques menstruelles et, alors, excitation, idées de mariage et verbiage stéréotypé.

35. — B... S... G..., âgée de 47 ans, démente. Parésie générale. Gâtisme.

Accès d'épilepsie quotidiens (jour ou nuit : un à deux).

36. — Th... E..., blanchisseuse, âgée de 29 ans.

Plusieurs accès par jour ; une douzaine, en moyenne,

dans les vingt-quatre heures, mais plus nombreux la nuit que le jour.

Excitation, surtout après les époques menstruelles.

37. — R... R..., couturière, âgée de 45 ans, cousine de trois aliénées non épileptiques. Obtusion intellectuelle très prononcée.

Quelques accès chaque jour, mais une douzaine par jour aux époques menstruelles et, alors, spécialement dangereuse.

38. — L... M... M..., journalière, âgée de 42 ans, fille d'un épileptique, aînée de douze enfants et, dit-on, seule épileptique.

Accès tantôt toutes les semaines, tantôt tous les jours, mais beaucoup plus nombreux pendant l'écoulement des règles.

Excitation tous les deux ou trois mois et, alors, hallucinations de la vue et de l'ouïe : voit des anges, en reçoit des ordres, etc., hallucinations en quelque sorte stéréotypées.

39. — G..., femme M..., brodeuse, âgée de 51 ans, mariée deux fois, démente.

Accès quotidiens. Avant la ménopause, ne tombait qu'aux époques menstruelles.

S'excite un peu lorsqu'elle a plusieurs attaques dans la journée, jamais lorsqu'elle n'en a qu'une.

40. — J... M... A..., veuve A..., dentellière, âgée de 61 ans, tombe depuis vingt-sept ans. Faiblesse intellectuelle congénitale.

Deux ou trois accès tous les quinze jours et, alors, excitation, chants, violences, etc...

41. — G... A... Instruction supérieure. Démente.

Beaucoup d'accès aux époques menstruelles. Vertiges nombreux et quelques attaques dans l'intervalle.

S'excite rarement, mais après des séries seulement.

Il est à noter que l'excitation n'apparaît, en général, chez les *épileptiques convulsifs,* avec un caractère d'acuité et de durée qu'après une série de quelques accès ou de quelques vertiges, et, rarement, après un seul accès ou un seul vertige. C'est ce qui ressort de la plupart de mes observations.

Comme les accès sont, presque toujours, plus nombreux pendant l'écoulement des règles, c'est plutôt après les époques menstruelles que l'excitation éclate.

Enfin, jusqu'à présent, nous n'avons rencontré du délire et des hallucinations ou des illusions, le plus souvent, que chez des épileptiques tombant en avant.

C. — Tombant tantôt en avant, tantôt en arrière:

42. — V... E..., âgée de 27 ans, fille et sœur d'aliénés. Imbécile et épileptique.

Quatre ou cinq accès aux époques menstruelles.

43. — J... L..., âgée de 52 ans, paralysée de la jambe et du bras droits depuis l'âge de trois ans. Intelligence faible. Ménopause depuis deux ou trois ans.

Un accès chaque jour (jour ou nuit), mais plusieurs accès par jour pendant deux ou trois jours consécutifs chaque mois.

Spécialement dangereuse.

On remarquera le petit nombre des malades de cette catégorie.

Le cas suivant me semble tout à fait exceptionnel:

44. — V... M..., journalière, âgée de 31 ans. Épilepsie somnambulique.

Accès, habituellement aux époques menstruelles, parfois en séries. Tendances au suicide àprèsles séries. Vertiges nombreux dans l'intervalle des accès.

Autrefois : tombait toujours en *arrière* ;

Depuis quelque temps déjà: tombe toujours en *avant*.

D. — Tombant toujours sur le vertex :

45. — H... M... Ph..., cultivatrice, âgée de 44 ans, ayant subi de très mauvais traitements avant sa première attaque.

Accès avant et après l'écoulement des règles (jour ou nuit). Excitation après les accès; violente, marche sans but.

Au moment de la chute, se courbe en avant, de telle façon que le vertex frappe toujours le sol.

E. — Tombant toujours sur le côté droit :

46. — N... L..., âgée de 24 ans, idiote et épileptique, sœur de la suivante, fille d'un épileptique.

Réglée à onze ans et demi, avait déjà des accès. Depuis la puberté, les attaques se produisent aux époques menstruelles; elles sont quelquefois précédées de vertiges isolés.

Cette jeune fille a eu deux séries très graves (état de mal) à l'approche de la puberté; aucune analogue depuis.

47. — N... X..., âgée de 21 ans, sœur de la précédente, fille d'un épileptique, idiote et épileptique.

Réglée à onze ans, avait déjà des accès. Attaques avant et après l'écoulement des règles. Vertiges.

Ressemblance frappante de l'état physique et mental et des troubles pathologiques présentés par les deux sœurs (46 et 47). Même démarche, mêmes tics, etc...

48. — L... M... F..., âgée de 23 ans, imbécile et épileptique. Enfant naturelle, a fréquenté une école jusqu'à

l'âge de douze ans, mais n'a pas appris à lire. Nystagmus. Oreilles externes mal conformées. Semi-surdité. Articulation imparfaite des mots : dit *tinc* pour cinq, *tuc* pour sucre, etc...

Poursuivie en août 1880 pour vols, elle fut acquittée comme ayant agi sans discernement. Elle entra dans le service le 16 février 1881, inculpée de nombreux vols aux étalages et de vols de porte-monnaie.

Premier accès d'épilepsie constaté, il y a trois ans seulement; elle était déjà réglée. Tombe tous les huit ou quinze jours, mais, aux époques menstruelles, plusieurs accès (deux nuits consécutives). Pas de vertiges isolés (non suivis de convulsions) observés.

Persistance de tendances manifestes au vol.

49. — L... M..., âgée de 36 ans, idiote et épileptique. Parésie de la jambe et du bras gauches. Aménorrhée.

Accès quotidiens (jour et nuit). Pas de vertiges constatés.

50. — F... A..., âgée de 18 ans, petite-fille et nièce de paralytiques. Obtusion intellectuelle. Inconscience complète. Parésie du côté gauche.

Accès tous les huit ou dix jours et, par séries, aux époques menstruelles.

Agitation avec tendances à la violence après les séries.

51. — D... M..., ouvrière de manufacture, âgée de 26 ans, fille d'une épileptique et d'un ivrogne, mais seule (?) épileptique de douze enfants dont sept sont morts. Tante d'une épileptique.

Premier accès à l'âge de 18 ans. Sept à huit attaques par mois, après les époques menstruelles. Pas de vertiges isolés.

Très dangereuse après les accès.

52. — C... M..., âgée de 18 ans, fille d'un ivrogne, a deux frères en bonne santé. Affaiblissement intellectuel. Mange ses excréments. Menstruation régulière.

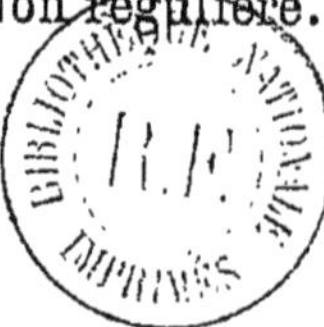

Accès quotidiens : quatre ou cinq accès par nuit et, souvent, plusieurs dans le jour.

53. — B... A..., veuve E..., couturière, âgée de 68 ans, démente.

Dix accès environ par mois (jour et nuit). Se promène dans le dortoir après les accès de nuit et est une de nos malades les plus dangereuses. Peu de vertiges.

54. — B... F... E..., veuve M..., tireuse de fils, âgée de 47 ans. Souvent excitée.

Trois ou quatre accès avant les règles, autant après.

55. — M... R..., femme J..., ménagère, âgée de 41 ans.

Accès quotidiens, tantôt de jour, tantôt de nuit, mais sept ou huit accès par jour et vertiges nombreux aux époques menstruelles ; elle poursuit alors les personnes qui se trouvent devant elle et frappe aveuglément. Un vertige isolé précède toujours l'accès complet.

C'est parmi les malades de cette catégorie, tombant toujours sur le côté droit, que nous avons rencontré, proportionnellement, les plus mauvais antécédents au point de vue de l'hérédité, les tendances instinctives fâcheuses les plus prononcées, le plus de traces de convulsions dans le bas âge.

F. — Tombant toujours sur le côté gauche.

56. — M... C..., âgée de 42 ans, scrofuleuse, imbécile et épileptique.

Une dizaine d'accès (nuit ou jour) pendant l'écoulement des règles, précédés de vertiges isolés.

Très agitée avant de tomber, calme après.

57. — B... M..., âgée de 15 ans, idiote et épileptique. Onanisme.

Deux ou trois accès chaque nuit, parfois un ou deux dans le jour, rarement trois ou quatre.

58. — F... R..., veuve E..., cultivatrice, âgée de 49 ans, tombant depuis la puberté (âge de 17 ans pour elle), stérile, fille d'un ivrogne.

Sept à huit accès aux époques menstruelles. Vertiges isolés avant les accès complets. (Accès de jour ou de nuit.)

Idées religieuses et tendances à s'isoler.

59. — C... M... R..., âgée de 49 ans, entrée à l'asile à l'âge de 15 ans. Démente. Est arrivée à l'âge critique il y a cinq ou six ans et est plus mal, à tous égards, depuis cette époque.

Accès, comme autrefois, mensuels (5 à 6, jour ou nuit). Agitation au moment des accès.

60. — Ch... M..., femme R..., journalière, âgée de 42 ans. Tendance à la démence.

Accès mensuels; trois à quatre après les menstrues. Toujours excitée, violente, à ce moment.

61. — M... M..., vigneronne, âgée de 35 ans, tombe depuis 1870. Démence. Autrefois très agitée, très violente, est calme depuis dix-huit mois.

Accès chaque jour, mais plus nombreux, sept, huit, dix par jour, aux époques menstruelles. Vertiges fréquents.

62. — L... J..., dentellière, âgée de 60 ans.

Accès rares : un, deux ou trois, au plus, par mois. A eu trois séries (état de mal) depuis six ans et a été très agitée à la suite.

Tombe habituellement sur le côté gauche, quelquefois en arrière.

Il lui semble constamment qu'elle est attirée à gauche, que ses membres s'allongent en s'étendant à gauche.

Elle voit le diable, l'enfer, se croit damnée.

Des quatre catégories principales, c'est cette dernière, épileptiques tombant toujours sur le côté gauche, qui est représentée par le chiffre le plus faible et, encore, il est une épileptique, n° 62, qui tombe quelquefois en arrière.

G. — Tombant tantôt sur le côté droit, tantôt sur le côté gauche.

63. — K... R..., âgée de 21 ans, fille d'un semi-imbécile.

Constamment excitée, violente.

Deux ou trois accès par jour.

H. — Tombant tantôt sur le côté gauche, tantôt en arrière.

Voir l'observation, résumée n° 62, d'une épileptique qui tombe habituellement sur le côté gauche, mais quelquefois en arrière.

RÉCAPITULATION STATISTIQUE

Épileptiques tombant	toujours en arrière	26
	— en avant	15
	tantôt en arrière, tantôt en avant.	3
	toujours sur le vertex	1
	— sur le côté droit. . . .	10
	— — gauche. . .	6
	tantôt à droite, tantôt à gauche.	1
	— à gauche, tantôt en arrière.	1
	Total.	63

Enfin, une épileptique, n° 44, notée maintenant

tombant toujours en avant, tombait, autrefois, toujours en arrière.

Je rapprocherai de ces chiffres ceux qui me sont donnés par mon collègue, le Dr Langlois, et qui comprennent tous les épileptiques de son service (hommes).

Épileptiques tombant	toujours en arrière ou toujours sur un côté (le même). . . .	39
	toujours en avant	12
	tantôt en avant, tantôt en arrière.	1
	Total.	52

27 épileptiques (hommes et femmes) seulement, sur 115, tombent toujours en avant, et, cependant, il est généralement admis que les chutes en avant sont les plus fréquentes. 7 ne tombent pas toujours de la même façon.

Les réflexions générales qui vont suivre, montrent d'autres erreurs détruites par ces notes statistiques et apportent d'autres enseignements nouveaux.

RÉFLEXIONS GÉNÉRALES

Les réflexions que j'ai à consigner ici, sont toutes basées sur mes observations, précédemment résumées, sur les communications qui m'ont été faites par mon collègue, le Dr Langlois, et sur les recherches que j'ai pu faire dans son service. Je dois ajouter qu'ayant eu, dans d'autres asiles, des services mixtes, hommes et femmes, j'ai partout constaté des faits dont la relation confirmerait aussi ces déductions :

I. — « Il n'est pas douteux que chez *quelques* femmes, les attaques d'épilepsie coïncident fréquemment avec les périodes menstruelles » ; telle est la traduction par M. Ch. Féré[1] de l'opinion généralement admise. Mais, au contraire, il est certain que, chez *presque toutes* les femmes épileptiques, et non chez quelques, les attaques convulsives sont plus nombreuses aux époques menstruelles et que, souvent, après l'âge critique, on observe encore ce retour périodique et mensuel d'accès ou de petites séries d'accès. En sorte que ce qui n'était considéré jusqu'à présent que comme une exception, relative au moins, devient une règle générale.

J'ai examiné plus de 200 femmes épileptiques et j'ai

1. *Les Épilepsies et les Épileptiques,* par M. Ch. Féré. Alcan, éditeur, Paris, 1890, p. 117.

pu me convaincre de la constance des faits qui découlent des observations données plus haut.

II. — Chez l'homme même, on constate une certaine périodicité dans le retour mensuel de séries relatives d'accès. C'est-à-dire que presque toujours dans la première quinzaine, ou presque toujours dans la seconde quinzaine du mois, par exemple, un épileptique aura plus d'accès que de coutume, pendant 2 ou 3 jours consécutifs.

Cela paraît entraîner à conclure qu'il s'opère périodiquement chez l'homme quelques modifications particulières et passagères dans le nervosisme, comme il s'en produit mensuellement chez la femme. Ces modifications restent, évidemment, à mettre en lumière, mais leur existence chez l'homme paraît attestée par cette périodicité dans le retour de petites séries mensuelles d'attaques convulsives. Des effets analogues sont toujours la conséquence de phénomènes susceptibles de comparaison, et cette question devient assez logique si l'on admet, et c'est maintenant l'avis de la plupart des physiologistes, que l'homme a, comme la femme, son âge critique, accusé par des changements de caractère, de goûts, de mœurs même, etc. Pour laisser à cette comparaison un caractère hypothétique, il faudrait donc admettre que ces modifications éclatent brusquement à un certain âge, qu'elles ne sont pas préparées de longue main chez la femme par toutes ses fluctuations nerveuses mensuelles ou que des causes analogues n'engendrent pas des effets analogues.

III. — L'agitation n'apparaît, en général, qu'après une série de quelques attaques au moins, aussi l'observe-t-on habituellement chez la femme, principalement après ou pendant l'écoulement des règles.

IV. — La durée de l'excitation est, fréquemment, en raison directe du nombre des accès.

V. — Les épileptiques dont la dégénérescence intellectuelle est le plus prononcée, dont la tare héréditaire est le plus manifeste, tombent, en grande majorité, ou toujours en arrière, ou toujours sur le côté droit, ceux dont le niveau intellectuel a été ou est plus élevé, tombent, en majorité, au contraire, ou toujours en avant, ou toujours sur le côté gauche, mais plutôt en avant.

VI. — Les troubles délirants ou hallucinatoires sont plus fréquents chez les épileptiques tombant en avant ou sur le côté gauche. Ils ont souvent pour caractéristique d'être stéréotypés.

VII. — Parmi les épileptiques les moins intelligents ce sont, proportionnellement, ceux qui présentent les tendances instinctives mauvaises les plus prononcées et qui offrent les stigmates les plus manifestes de convulsions dans le bas âge, qui tombent sur le côté droit.

VIII. — La règle générale d'après laquelle un épileptique tomberait toujours de la même façon, est soumise à quelques exceptions, puisqu'il en est qui tombent tantôt en avant, tantôt en arrière, tantôt sur un côté, tantôt sur l'autre, ou sur un côté ou en arrière, etc...

IX. — L'opinion courante, d'après laquelle la plupart des épileptiques tomberaient en avant, est complètement fausse, puisque sur les 63 femmes de mon service, 15 seulement tombent toujours en avant et que, pour les hommes, la proportion est à peu près la même : 12 seulement sur 52.

X. — Il pouvait y avoir un intérêt à distinguer les épileptiques gauchers des autres ; je n'ai trouvé qu'une gauchère sur 63 malades. (Je laisse de côté, évidemment, les gauchères par suite d'hémiplégie ou d'hémiparésie droite.) Cette gauchère tombe toujours sur le côté gauche.

XI. — Y a-t-il un rapport entre le sens de la chute et le nombre des accès? Le tableau suivant donne la réponse en ce qui concerne les épileptiqnes de mon service :

Pendant les quatre derniers mois de 1890, les 26 épileptiques tombant toujours en arrière ont eu 980 accès ;

Les 15 épileptiques tombant toujours en avant ont eu 1,402 accès ;

Les 3 épileptiques tombant tantôt en arrière, tantôt en avant ont eu 188 accès ;

Les 10 épileptiques tombant toujours sur le côté droit ont eu 496 accès ;

Les 7 épileptiques tombant toujours sur le côté gauche ont eu 317 accès.

Les moyennes, par malade et par mois, seraient donc les suivantes :

Épileptiques tombant	toujours en arrière	9.5
	— en avant.	23.3
	tantôt en arrière, tantôt en avant	20.8
	toujours sur le côté droit. . .	12.4
	— — gauche. .	11.3

Ce sont les épileptiques qui tombent en avant qui ont annuellement le plus de jours de grandes attaques, ce sont elles aussi qui ont le plus de vertiges et dont, proportionnellement, les facultés intellectuelles s'affaissent le plus rapidement.

XII. — Après cette dernière remarque, il est permis déjà de penser que la sphère intellectuelle et émotive doit jouer un assez grand rôle dans le développement de l'épilepsie.

Tout le monde a retenu, du reste, que l'on a toujours donné comme cause première de l'épilepsie, même Marcé, un trouble d'ordre psychique, frayeur vive, colère, chagrins, mauvais traitements, etc. Mais, je reviendrai, plus loin, sur cette question, j'ai hâte d'arriver aux considérations sur la pathogénie.

PATHOGÉNIE DE L'ÉPILEPSIE

Nous sommes amenés insensiblement à considérer l'épilepsie pure et complète comme composée de trois facteurs : état mental épileptique lié à un certain état cérébral congénital, par hérédité ou par maladie du fœtus, petit mal ou vertige, et convulsions.

Il me semble que l'intervention du bulbe est secondaire et que l'épilepsie serait cérébrale avant de devenir bulbo-rachidienne. C'est ce que je vais essayer d'établir.

A mon avis, les lésions du bulbe ne seraient, en somme, que la conséquence d'un fonctionnement anormal souvent répété de ce centre sous l'influence d'actions analogues dont la source se trouverait dans l'encéphale.

Les lésions consécutives sont aussi faciles à comprendre que celles produites à la longue par la bronchite chronique, par exemple ; nous trouvons en effet, à côté de la bronchite chronique ancienne, de l'emphysème, de la dilatation du cœur droit, etc., et il ne vient à l'idée de personne de renverser les rôles et de faire de ces accidents postérieurs la cause de la bronchite chronique. Pourquoi faire des lésions du bulbe la cause de l'épilepsie, alors que tout lui retire ce rôle prépondérant ?

J'admets bien que, sans l'intervention du bulbe et de la moelle, les convulsions ne se produiraient pas, mais, en réalité, ce ne sont pas les convulsions qui constituent l'épilepsie et l'on est souvent épileptique sans avoir d'attaques convulsives.

Une preuve que le véritable siège de l'épilepsie est dans le cerveau nous est fournie par l'épilepsie partielle, par l'épilepsie Jacksonnienne. Dans cette pseudo-épilepsie, certaine irritation partie d'un point du corps et transmise au bulbe peut occasionner une crise convulsive, mais cette crise est incomplète et l'on ne trouve pas, chez l'individu qui en est atteint, le véritable fond de l'épilepsie, le caractère épileptique, la marche vers une déchéance intellectuelle, etc., fond dont je ferai plus loin jaillir l'importance.

L'excitation transmise au bulbe, dans l'épilepsie partielle, n'est donc pas de même nature que celle qui lui est apportée du siège de l'épilepsie vraie et ce siège, étant donné l'état intellectuel *antérieur* de l'épileptique vrai, ne peut être que dans l'encéphale et jamais ailleurs, puisqu'il est bien établi qu'un homme est souvent épileptique sans qu'il ait de crises convulsives, puisque, réciproquement, il est incontestable que l'on peut avoir des convulsions analogues à celles de l'épileptique sans être épileptique.

En effet, les épilepsies partielles, les épilepsies Jacksonniennes ne sont pas en réalité des épilepsies; ce sont à peine des pseudo-épilepsies. Elles n'ont de commun avec la dégénérescence qui nous occupe spécialement, que des convulsions, incomplètes le plus souvent, qu'un symptôme par le fait, mais où sont les troubles intellectuels, où le caractère épileptique si bien connu aujourd'hui?

Chez les individus atteints d'épilepsie partielle, qu'à mon avis on peut tout au plus appeler des épileptiformes, « la connaissance est d'ordinaire conservée », dit M. le professeur Fournier[1]. C'est aussi l'opinion exprimée par Jackson[2]. Quant à des phénomènes psychiques comparables à ceux que nous montrent les épileptiques proprement dits, nous n'en trouvons mentionnés nulle part. Ouvrons, par exemple, une thèse inspirée par M. le professeur Charcot et reflétant son sentiment à cet égard; nous y lisons ceci[3]: « Notons que les accès d'épilepsie partielle ne sont pas suivis de délire épileptique et que le petit mal est assez rarement observé. » Ce sont donc les deux symptômes les plus importants, les premiers en date, de l'épilepsie qui font défaut.

Mais, si l'on vous parle d'un malade qui n'a pas un caractère tantôt brusquement irascible, sans motifs plausibles, tantôt brusquement enclin à la flatterie, qui n'a pas de pertes de connaissance lorsqu'il est affecté de convulsions, qui ne présente pas de troubles délirants ou hallucinatoires, ou, tout au moins, dont les facultés intellectuelles ne sont pas obnubilées pendant quelques instants après l'attaque, etc., vous ne

---

1. FOURNIER, *Leçons sur la Syphilis du cerveau.*
2. Congrès de Londres, 1881.
3. *Étude sur l'Épilepsie partielle,* par Léon GREFFIER. Thèse de Paris, 1882, p. 27.

ferez pas de ce malade un épileptique, vous verrez peut-être en lui un épileptiforme, parce qu'il offre un symptôme saillant de l'épilepsie. Jamais vous n'oserez diagnostiquer l'épilepsie chez un individu qui ne vous présente qu'un seul symptôme, et partiel encore, d'un état si largement caractérisé.

Donc ce que l'on appelle « épilepsie partielle » ne peut fournir aucune objection à ma manière de voir, mais démontre au contraire qu'il y a, dans l'épilepsie vraie, quelque chose de plus important que les convulsions, comme il y a, dans l'épilepsie Jacksonnienne, quelque chose de plus important que la crise : la tumeur, l'esquille, etc., la compression, cause première de tous les accidents.

L'épilepsie vraie est bien cérébrale d'abord et ne devient cérébro-bulbaire que consécutivement. Faut-il ajouter de nouveaux arguments à l'appui de cette thèse? — En voici :

N'a-t-il pas été possible à maints observateurs, Morel, par exemple, de diagnostiquer l'épilepsie chez des sujets n'ayant pas encore eu d'attaques convulsives et n'a-t-on pas vu leurs diagnostics confirmés complètement, parfois quelques années après, par un accès convulsif?

Je me rappelle un fait sur lequel avait attiré mon attention un de mes anciens chefs de service ; il s'agissait d'une femme L..., qui présentait le caractère épileptique, qui avait une excitation cérébrale périodique bien spéciale, qui n'urinait pas dans son lit cependant, qui n'avait jamais eu de crises convulsives, qui n'était pas sujette à des vertiges; M. le Dr Sizaret la considérait néanmoins comme épileptique et, deux ans environ après qu'il eut formulé son opinion, cette malade eut une grande attaque, l'attaque classique.

J'ai observé, depuis, trois cas susceptibles de comparaison avec celui-ci.

Comment admettre dès lors, avec la plupart des auteurs, et M. A. Voisin entre autres, « que le cerveau ne doit pas être considéré comme étant le siège de l'épilepsie et que les phénomènes qui indiquent sa participation à la maladie sont secondaires par rapport à ceux qui se passent dans les régions bulbaires » ?

Tout démontre, au contraire, que des phénomènes intellectuels anormaux précèdent la première attaque. On le voit surtout bien lorsque les premiers accès n'éclatent qu'après la puberté, par exemple. C'est bien, en effet, généralement un phénomène psychique, émotion vive, frayeur, qui est considéré comme provoquant le premier accès convulsif.

Les lésions que l'on a trouvées dans le bulbe et sur lesquelles on a tant et pour ainsi dire uniquement insisté, sont-elles spéciales à ce centre ? — Sa consistance est accrue, dit-on, il se sclérose, le calibre de ses vaisseaux est augmenté, etc. Mais, hier encore, à l'autopsie d'une épileptique, je constatais la même chose du côté des couches corticales du cerveau et de la substance blanche sous-jacente ; il en était de même du côté du cervelet. Il est beaucoup plus physiologique de ne voir là que des conséquences, et non des causes, d'un fonctionnement anormal.

Je vais énumérer encore quelques raisons qui militent en faveur du siège premier de l'épilepsie dans le cerveau.

I. — L'intelligence de l'épileptique offre un caractère typique par ses manifestations, qui constitue le fond de la symptomatologie, puisqu'il nous permet de diagnostiquer l'épilepsie chez l'individu que nous n'avons pas encore vu tomber, puisque le convulsif qui ne présente pas de troubles intellectuels n'est considéré que comme épileptique partiel, faux épileptique.

II. — Si l'excitation venait d'un autre point ou d'un autre organe que le cerveau, le bulbe ne donnerait pas, d'une façon constante, l'attaque convulsive plus complète que dans l'épilepsie Jacksonnienne et, alors, il n'y aurait pas de raison pour que l'on rencontre constamment des troubles intellectuels plutôt dans l'une que dans l'autre, surtout des troubles intellectuels toujours sensiblement analogues.

III. — Le siège doit s'étendre à un territoire assez vaste pour que l'excitation arrivant au bulbe soit assez énergique pour déterminer des convulsions toujours générales. Si ce territoire était, en effet, très limité, n'était situé que d'un seul côté de l'encéphale, les convulsions seraient ou partielles ou beaucoup plus accentuées d'un côté que de l'autre.

On me dira, je prévois l'objection, qu'elles sont souvent plus accentuées, en effet, d'un côté que de l'autre;

je ne le nie pas, mais la différence est bien faible et en a-t-on demandé l'explication à la physiologie, a-t-on tenu compte de la tonicité musculaire et de sa puissance inégale d'un côté à l'autre, de la contractilité plus rapide et plus énergique des muscles d'un côté sous l'influence d'une même excitation.

IV. — Si les lésions du bulbe étaient causes, et non conséquences, de l'épilepsie, comme elles sont susceptibles de progrès, on devrait observer des variations sensibles dans l'intensité des accès d'une année à l'autre par exemple, et comment concilier alors cette déduction avec l'opinion générale, et justifiée, d'après laquelle, chez le même individu, les attaques sont toujours sensiblement identiques? Il ne serait pas beaucoup plus facile de comprendre l'atténuation d'intensité et de fréquence, ou la disparition des grandes crises après l'âge critique.

V. — Il se produit, pendant l'attaque, disent tous les auteurs, un afflux du sang vers les organes centraux. Je ne vois pas trop comment le cerveau pourrait être excepté. Selon moi, le sang artériel arrive en plus grande quantité à l'encéphale, qui est le plus rapproché du cœur et le plus directement en communication avec lui, mais l'équilibre entre l'apport et le départ est rompu, le cours du sang veineux n'est pas accéléré proportionnellement à celui du sang rouge. Il se fait une turgescence de l'encéphale qui, enfermé comme il l'est dans la boîte crânienne, se comprime pour ainsi dire lui-même. On ne trouverait pas, en effet, d'anémie cérébrale chez l'homme ivre, qui présente une turgescence considérable de tous les vaisseaux, de l'engourdissement intellectuel par congestion, déjà quelques instants avant l'attaque convulsive épileptiforme due à ses excès.

Cette gêne circulatoire dans le cerveau, par la compression des éléments nerveux qui en résulte, est cause de la torpeur intellectuelle. Mais ce n'est pas tout :

Que se passe-t-il chez le pendu? — La circulation veineuse cérébrale est bien plus rapidement entravée que la circulation artérielle cérébrale, il arrive encore quelques légers flots de sang artériel, mais qui n'a plus d'issue, qui gorge les artères au point d'amener la compression des éléments nerveux du cerveau et, par suite, la suppression des opérations cérébrales[1]. Cet

1. La perte de connaissance est brusque et ne peut, par conséquent, pas être expliquée par le défaut d'alimentation des cellules cérébrales, car elles ont une vitalité propre et des réserves suffisantes, chez l'homme en bonne santé, pour donner encore quelques signes de vitalité lorsqu'on supprime brusquement la circulation. C'est donc une action mécanique qui empêche leur jeu. Du reste, on a ranimé des pendus qui avaient perdu connaissance depuis un temps relativement long; il ne peut donc pas être question d'inanition ou de mort subite de la cellule, mais simplement de compression. (Les vertébrales sont peu comprimées.)

J'ai produit, par strangulation, chez le lapin, une succession de phénomènes intéressants à cet égard : par une constriction brusque, on supprime les fonctions du cerveau; les détonations d'armes à feu, les piqûres, etc., ne déterminent plus la moindre réaction (perte de connaissance), alors que, cependant, l'animal n'est pas mort, puisque, quelques instants après, éclatent des

arrêt des manifestations intellectuelles précède les convulsions toniques que l'on observe chez lui. Nous avons donc là les principaux phénomènes de l'attaque d'épilepsie et sans qu'il soit besoin de faire intervenir primitivement le bulbe.

Le paralysé général nous fait assister, à chaque instant, à cette production de phénomènes analogues : suspension des opérations cérébrales occasionnée par une congestion, comme elle l'est dans le vertige, chez l'épileptique, convulsions épileptiformes, comparées par tous les auteurs aux convulsions de l'épileptique. Personne, dans ces conditions, ne songerait à avancer qu'il y a de l'anémie cérébrale lorsque les convulsions épileptiformes éclatent chez un paralytique et, cependant, elles ressemblent parfois, à s'y méprendre, à celles de l'épileptique.

En admettant un autre processus pathogène de l'attaque d'épilepsie, comment expliquer les résultats favorables donnés par l'emploi de l'ergotine, de l'ergotinine, dans les convulsions épileptiformes des paralysés généraux, du bromure de potassium dans l'épilepsie, etc. ?

Cette pathogénie peut nous donner encore le pourquoi de la chute sur tel ou tel côté. On peut l'expliquer par des différences de pression ou de développement du cerveau en des points symétriques, mais cela ressortira des considérations exposées plus loin.

---

phénomènes moteurs comparables à des convulsions toniques et cloniques.

Il ne peut être question ici d'anémie cérébrale.

Nous avons aussi la pathogénie des hallucinations ou des illusions, de la vue par exemple, qui se produisent quelquefois chez l'épileptique, d'ordinaire après les attaques, c'est-à-dire au moment où la compression diminue du côté des noyaux centraux qui sont irrigués par des vaisseaux plus volumineux que ceux de la périphérie de l'encéphale, qui sont situés plus près de l'organe central de la circulation et qui, par conséquent, reprennent les premiers leur fonctionnement normal. Ce n'est que peu à peu que se rétablissent toutes les opérations cérébrales, que l'intelligence reparaît, mais au fur et à mesure qu'elle renaît, les hallucinations et les illusions se dissipent, l'équilibre psycho-sensoriel revient.

Je ne redoute pas, pour mon opinion sur l'épilepsie, l'objection basée sur de prétendues convulsions que l'on observe chez les animaux que l'on saigne et qu'une observation un peu attentive ne permettrait pas de comparer aux convulsions de l'épileptique : l'animal se débat, les mouvements ne sont pas coordonnés comme le sont les mouvements convulsifs de l'épileptique ; il se déplace même beaucoup, s'il est libre, tandis que l'animal épileptique voit se terminer sa crise à la place même où elle a commencé. Il serait puéril d'établir une comparaison entre les mouvements du canard auquel on vient de couper la tête, par exemple, et les convulsions épileptiques.

Vous chassez, il vous arrive d'envoyer un seul plomb, par exemple, à un perdreau ; ce plomb brise le crâne, lacère le cerveau, en anéantit, par conséquent, les fonctions ; le vol n'est pas interrompu, le perdreau s'élève perpendiculairement, parfois très haut, puis il tombe brusquement et reste masse absolument inerte sur le sol. Me dira-t-on qu'il avait des convulsions pendant son vol perpendiculaire ?

Les mouvements plus ou moins cohérents qui accompagnent parfois la syncope ne constituent pas davantage des convulsions ; ils sont passibles de la même explication générale, à savoir que le cerveau meurt plus promptement que la moelle, qu'une saignée l'anémie plus promptement, que la moelle conserve plus longtemps par suite une vitalité relative qui se traduit par un fonctionnement d'autant plus manifeste qu'elle est plus privée de l'action pondératrice du cerveau. Ce fonctionnement a pour expression une série ou un ensemble plus ou moins coordonné de mouvements qui ne ressemblent en rien à des convulsions épileptiques.

« La privation de sang, dit Vulpian[1], produit une excitation plus ou moins vive, qui se traduit, tantôt par des phénomènes de douleur seulement, tantôt par des convulsions seules, et tantôt, enfin, suivant les cas, par ces deux sortes de phénomènes réactionnels. On a eu souvent l'occasion d'observer ces effets chez l'homme, à la suite de la ligature du tronc artériel principal d'un des membres. »

Mais voilà qui répond aussi à toutes ces objections

---

1. *Leçons sur la physiologie du système nerveux*. Germer-Baillière, 1866, p. 82.

et qui vient à l'appui de mon opinion sur la cause et l'évolution de l'attaque d'épilepsie.

La confusion, dans laquelle on est tombé en comparant les désordres moteurs de l'agonie (des animaux saignés ou décapités), de la syncope même aux convulsions épileptiques, se dissipe, enfin, si l'on n'oublie pas qu'il n'est pas de convulsions qui ressemblent plus à celles de l'épileptique que celles du paralysé général et que, lorsqu'il succombe pendant une de ces crises, son cerveau n'est pas anémié, bien au contraire.

Enfin, pour bien mettre en évidence l'influence de la congestion et de la compression, je ferai de nouveau un rapprochement avec ce qui se passe dans l'épilepsie partielle : est-il question d'anémie cérébrale lorsque les convulsions sont occasionnées par une tumeur et n'invoque-t-on pas aussi la compression ? Pourquoi veut-on une cause pour ces convulsions, que l'on compare cependant à celles de l'épileptique, et une autre cause pour ces dernières, alors qu'elles sont passibles de la même explication physiologique, à savoir que, dans l'épilepsie partielle, la compression est limitée à un point, à une région, et que, dans l'épilepsie vraie, la compression est générale, le cerveau étant également congestionné dans toutes ses parties? L'influence sur le bulbe, dans un cas limitée, est, dans l'autre, très étendue.

Voyons, maintenant, quel lien existe entre la cause productrice directe de cet état congestif, intervention du grand sympathique, et le fond de l'épilepsie, l'état cérébral de l'épileptique, et nous aurons les principaux anneaux de la chaîne de l'épilepsie.

Prenons un sujet né de parents épileptiques, arrivé, par exemple, jusqu'à l'âge de 15 ou 16 ans, sans avoir eu de crises convulsives, mais s'étant fait remarquer déjà par son caractère, la variabilité extraordinaire de son humeur, etc. Vers ce moment, il tombe un jour du haut-mal; nous voyons se produire un vertige, immédiatement suivi de convulsions; il paraît ensuite sommeiller et, au réveil, son intelligence est obtuse, au moins pendant quelques instants, il n'a aucun souvenir de ce qui vient de se passer. Voilà l'épilepsie complètement développée chez lui, et, si nous cherchons la cause déterminante de ces nouveaux accidents, nous trouvons généralement une frayeur, une émotion vive qui nous expliquent parfaitement l'intervention du grand sympathique, cause du vertige et de la suspension des opérations cérébrales.

La première attaque donnée, de nouvelles émotions ou de nouvelles frayeurs ne sont pas nécessaires pour provoquer d'autres crises; des influences moins intenses, échappant plus facilement à l'observation, suffiront, comme nous le verrons plus loin, le sujet ayant un système nerveux tout préparé par hérédité, hérédité similaire bien souvent, à un fonctionnement spécial plus en rapport avec sa constitution. C'est, du reste, ce que nous constatons pour toutes les affections héréditaires du système nerveux, quelle que soit la pathogénie qu'on leur donne.

Nous avons encore un argument en faveur de l'intervention du grand sympathique en second lieu et du bulbe en troisième ordre, dans ce fait que l'épileptique qui ne tombe pas dès la naissance ou la plus tendre enfance, n'a généralement son premier accès que vers l'époque de la puberté, c'est-à-dire à un moment où son émotivité est plus facilement mise en jeu et où, par conséquent, les troubles du grand sympathique sont spécialement fréquents. Du reste, rien ne prouve que les mêmes accidents n'ont pas les mêmes causes chez l'enfant qui vient de naître et qui a déjà des crises convulsives ; son système nerveux n'est-il pas déjà péniblement impressionné par la moindre influence anormale, n'accuse-t-il pas qu'il perçoit la douleur, etc., n'est-il pas aussi soumis aux influences du milieu qui, nous le montrerons, ne sont pas sans action sur l'épilepsie?

Il est probable aussi que l'épilepsie se montre complète d'autant plus tôt que la tare héréditaire est plus étendue. Il est évident que l'épileptique ivrogne, par exemple, et que l'alcoolisé, en état d'ivresse au moment d'un rapprochement, sont plus exposés à donner des enfants épileptiques et idiots ou imbéciles à la fois, et que ces enfants sont plus menacés d'avoir, dès le bas âge, des crises convulsives que les descendants de l'épileptique sobre.

La reproduction des accès, sans intervention, apparente au moins, de nouvelles émotions est évidemment, je dois insister sur ce point, le résultat d'une accommodation spécialement prompte du système nerveux qui, habituellement, est préparé par hérédité directe et en quelque sorte entraîné déjà, par celui du parent dont il dérive, aux attaques d'épilepsie. Mais nous verrons que cette répétition trouve un adjuvant dans diverses conditions (milieux, température, etc.).

Je viens de parler de tare congénitale et d'association de l'épilepsie et de l'imbécillité ou de l'idiotie. Voyons si, des rapports de ces états congénitaux, nous ne pouvons pas tirer quelques enseignements :

L'idiotie, l'imbécillité et l'épilepsie sont sœurs en dégénérescence; on peut, en effet, dans la descendance de l'alcoolisé épileptogène, par exemple, dans la jeune famille de l'épileptique, rencontrer des imbéciles, des idiots, des épileptiques et des idiots épileptiques à la fois, des imbéciles épileptiques. Il semble donc que ces trois types, imbécile, idiot, épileptique, qui peuvent avoir une origine commune, doivent présenter des signes communs de dégénérescence; ils ont tous trois de la dégénérescence psychique, à divers degrés, cela n'est plus à démontrer, et les idiots ou les imbéciles sont souvent convulsifs. Y a-t-il chez eux une dégénérescence physique commune, plus ou moins accusée suivant le type? Cela doit être, s'il est vrai que l'on retrouve aussi fréquemment que l'ont observé tous les tératologistes et les anthropologistes, dans une même famille, une structure spéciale, une disposition spéciale de tel ou tel organe, de tel ou tel appareil, telle ou telle anomalie de développement.

D'une façon générale, il est acquis que la capacité crânienne des idiots et des imbéciles est relativement inférieure à la capacité crânienne de l'homme normal. « Le crâne, dit le professeur Topinard, de l'École française d'anthropologie, à la suite de l'enfance, peut rester petit, mais à l'âge adulte et plus tard il ne peut suivre le retrait de son contenu et diminuer. Cependant, à la simple inspection de 520 crânes d'aliénés recueillis par Esquirol et faisant partie du musée de l'Institut anthropologique de Paris, et en ne mettant de côté que les cas probables d'hydrocéphalie (ils n'ont pas encore été tous cubés), *on peut certifier* que leur capacité cérébrale moyenne est inférieure à la moyenne chez des hommes sains. Si l'on pouvait s'en tenir aux *idiots*, c'est-à-dire aux fous de naissance, *il n'y aurait pas le moindre doute*[1]. »

On connaît l'influence des synostoses prématurées sur la capacité crânienne, l'existence de déformations crâniennes chez les imbéciles et les idiots, souvent, je le répète, très proches parents des épileptiques ou même indissolublement liés à eux ; eh bien, pour les rapprocher davantage encore, il me suffira de rappeler que Lasègue, après beaucoup d'autres, a signalé des déformations crâniennes presque constantes (asymétrie) dans l'épilepsie, que divers auteurs ont remarqué l'infériorité relative de la capacité crânienne des épileptiques. Du reste, de même que l'idiotie est habituellement unie à la leptocéphalie ou à la mégalocéphalie, de même l'épilepsie est généralement liée à un de ces

1. Topinard, *L'Anthropologie*. 2e édition. Reinwald, éditeur, Paris, 1877, p. 168.

principaux types de crânes ou à un type de dégénérescence intermédiaire.

Enfin, Girard de Cailleux a signalé les mêmes altérations osseuses chez l'épileptique et chez l'idiot[1] : sur 11 crânes d'épileptiques maniaques qu'il a examinés, il a constaté « l'épaississement avec éburnation 5 fois, l'amincissement avec éburnation 3 fois, l'éburnation 1 fois, l'amincissement 1 fois. Mêmes remarques, ajoute-t-il, pour l'épilepsie-démence, dans laquelle prédomine l'épaississement avec éburnation.

« Sur 9 idiots chez lesquels le crâne a été soigneusement étudié, on a constaté 3 fois l'épaississement avec éburnation des parois de cette boîte osseuse, 2 fois leur simple épaississement, 2 fois leur amincissement et leur éburnation.

« L'épaississement du crâne n'est pas plus fréquent dans l'idiotie avec épilepsie que l'amincissement, puisque sur 4 crânes appartenant à des malades de cette catégorie, on rencontre 2 fois le premier et 2 fois le second. »

On rencontre donc des malformations crâniennes et des altérations osseuses analogues chez l'idiot et chez l'épileptique. C'est là un lien de parenté de plus.

L'évolution du cerveau chez le microcéphale et chez le mégalocéphale, tous deux victimes d'une tare commune, est différente évidemment, mais elle aboutit, en somme, au même résultat, au point de vue des fonc-

1. H. Girard de Cailleux, *Études pratiques sur les Maladies nerveuses et mentales*. J. B. Baillière, Paris, 1863, p. 130.

tions de l'organe. Et si tous les idiots ne sont pas convulsifs, c'est parce qu'ils ne reçoivent pas tous du générateur suspect les mêmes défectuosités et qu'ils participent à des degrés divers de la tare de l'ascendant; les uns reçoivent une impressionnabilité spéciale du système nerveux qui, sous des influences diverses, produisant de la compression encéphalique, par le mécanisme précédemment indiqué, a pour résultante l'attaque d'épilepsie; les autres héritent d'une autre infirmité, surdité, mutité, etc., ou de tous les accidents à la fois.

Les trois types appartiennent donc bien, à tous égards, à la même famille de dégénérés; ils se différencient seulement lorsqu'ils existent isolément, en ce qu'ils représentent des degrés divers de la dégénérescence, l'épileptique simple occupant, avec le dégénéré psychique simple, le haut de l'échelle, au point de vue de l'état physique et intellectuel, au moins pendant un certain temps.

Il est certain que chez beaucoup d'épileptiques l'intelligence peut acquérir un assez grand développement, mais il est acquis que l'ascendant ne communique pas toujours toutes ses imperfections ou qu'il ne donne pas toujours toutes les prédispositions que son état ou ses excès peuvent engendrer. Chez ces épileptiques supérieurs, la tare est généralement moins mauvaise : ou les synostoses, toujours prématurées, se font plus tard que chez les autres et permettent à l'encéphale de se développer davantage quant à ses mouvements et quant à la qualité de ses éléments constituants, — ou la dégénérescence crânienne n'est pas transmise par l'ascendant, la dégénérescence cérébrale épileptogène l'étant seule. Mais le vertige et les attaques peuvent également éclater chez l'homme dont le cerveau, d'origine épileptique et ayant reçu la constitution épileptogène, se trouverait dans un crâne normalement développé ; ce cerveau est, en effet, congénitalement doué d'une impressionnabilité pathologique spéciale et toujours exposé à la mise en jeu de cette impressionnabilité. Seulement, pour déterminer une attaque, un vertige, la cause émotionnelle ou psychique devra être d'autant plus intense que les rapports de la boîte crânienne et de son contenu s'éloigneront plus de l'état normal, la compression se produisant, évidemment, d'autant plus facilement que le cerveau épileptogène est plus développé par rapport à la capacité crânienne. Tant que cette compression encéphalique, cette auto-compression en quelque sorte, n'arrive pas, il n'y a pas d'attaques (même mécanisme, en somme, que dans l'épilepsie partielle), mais il existe, chez l'individu à cerveau épileptogène, des manifestations intellectuelles et morales qui attestent la tare, caractère épileptique, impulsions, etc., phénomènes que l'on n'observe pas chez l'épileptique partiel, qui n'offre que des accidents dus à des causes mécaniques et dont le cerveau n'a aucune constitution épileptogène, n'a pas reçu cette impressionnabilité congénitale spéciale à l'épileptique vrai.

Je ne peux mieux comparer les oscillations du niveau intellectuel de l'épileptique simple qu'aux différences de celui des dégénérés psychiques supérieurs dont les uns, intelligents, développant régulièrement leurs facultés jusqu'à l'âge de 20 à 30 ans, atteignent à ce moment leur apogée psychique et tombent presque brusquement en démence (démences précoces), dont les autres, pour ne prendre que les deux types extrêmes, mieux doués, continuent à vivre de la vie ordinaire, à travailler, à gérer leurs biens, sans attirer, autrement que par quelques bizarreries (originaux), l'attention des personnes qu'ils fréquentent, et vont ainsi jusqu'à un âge avancé. Ils arrivent cependant habituellement à la démence sénile plus tôt que les vieillards non tarés.

Incontestablement les attaques doivent avoir une certaine influence sur le niveau intellectuel, mais, à mon avis, relativement faible, et l'épileptique dit jusqu'à présent simple, non imbécile, non idiot, dont je fais un dégénéré psychique supérieur épileptique, parent des dégénérés inférieurs, imbéciles-épileptiques, idiots-épileptiques ou imbéciles et idiots simplement, cet épileptique simple sombre, au point de vue de l'intelligence, comme les dégénérés psychiques simples.

On voit, à chaque instant, réunies l'idiotie et l'épilepsie, l'imbécillité à tous ses degrés et l'épilepsie ; il me semble qu'il doit en être ainsi pour les dégénérescences psychiques supérieures et qu'il y a lieu, dès lors, chez tout convulsif, à convulsions générales, de chercher un type de dégénérescence intellectuelle. On ne cherchera pas longtemps, on le trouvera toujours.

Je terminerai ce chapitre en répondant encore à une

objection possible, tirée de l'influence contraire de la grossesse et de la menstruation sur l'épilepsie :

Tissot rapporte le fait d'une jeune femme, sujette à de fréquentes attaques d'épilepsie, chez qui elles devinrent plus rares et moins intenses pendant une grossesse pour reparaître aussi nombreuses après l'accouchement.

Dernièrement, je recevais la visite de la mère d'une jeune épileptique de mon service ; elle venait me demander de lui rendre sa fille : « Je connais, me dit-elle, une femme qui était épileptique depuis longtemps ; elle est enceinte de plusieurs mois et elle n'a pas eu une seule attaque depuis le commencement de sa grossesse, elle qui tombait toutes les semaines. Je vous en prie, rendez-moi ma fille, je suis prête à tous les sacrifices, je me chargerai d'élever son enfant. » Elle avait tout simplement l'intention de reprendre sa fille pour lui donner un amant.

Mais si les attaques d'épilepsie diminuent ou disparaissent momentanément pendant la gestation, ce résultat est dû : 1° à la dérivation nécessitée par l'alimentation et pour le développement du fœtus, dérivation qui détermine une anémie relative et momentanée de l'encéphale ; 2° à la diminution des excitations spéciales envoyées des organes génitaux au cerveau.

La menstruation a une influence contraire, car elle s'accompagne d'une stimulation dérivant des organes génitaux. En effet, généralement à l'approche de la ménopause, période des longs sommeils des organes génitaux, l'intensité et le nombre des accès tendent à diminuer, et, après l'âge critique, chez beaucoup de malades, les attaques disparaissent totalement. Il en est cependant qui continuent à tomber, mais dont le retour des attaques est assez régulièrement périodique; chez ces femmes, habituellement, la vie spéciale des organes génitaux n'est pas complètement éteinte; il leur arrive ce que nous observons bien souvent chez certains séniles. J'ai, encore actuellement, dans mon service, quelques femmes, âgées de plus de 60 ans, dominées, presque périodiquement, par des tendances érotiques, des désirs de rapprochements, des idées de mariage; en liberté, même celles d'entre elles qui ont reçu une éducation supérieure, s'offriraient au premier venu.

Beaucoup des vieillards arrêtés, à chaque instant, pour attentats à la pudeur ou aux mœurs, sont, évidemment, des déséquilibrés, des hommes dont les facultés supérieures, ou acquises, se sont affaissées plus vite, proportionnellement, que les facultés innées, ou instincts, et ne peuvent plus les dominer suffisamment, l'équilibre étant rompu en quelque sorte au profit des dernières.

Il n'y a pas de raison pour que les mêmes phénomènes ne se rencontrent pas chez les épileptiques âgées et ne retentissent pas, dès lors, comme avant la cessation des écoulements menstruels, bien qu'à un degré moindre, sur l'encéphale accoutumé dans le passé aux impressions spécialement fâcheuses qu'ils provoquent et habitué à telles ou telles réactions sous leur influence.

CURABILITÉ

Réflexions sur la curabilité de l'épilepsie.

Il est aujourd'hui démontré que les médicaments qui ont une action réellement efficace dans l'épilepsie (les bromures, par exemple, et spécialement le bromure de potassium [Voisin, *loc. cit.*]) font disparaître, en premier lieu, l'attaque convulsive, très difficilement ensuite le vertige ou petit mal, et jamais le caractère épileptique. J'en conclus, de nouveau, que ce sont les symptômes les derniers venus, les moins enracinés en quelque sorte, qui s'en vont les premiers et que, par conséquent, les convulsions, dues à l'entrée en jeu du bulbe et de la moelle, n'arrivent qu'en troisième ordre, qu'elles sont précédées dans le développement progressif de la symptomatologie de l'épilepsie par le petit mal, résultat de troubles circulatoires dus à l'intervention du grand sympathique.

Cette action du bromure de potassium, par exemple, confirme donc absolument ma manière de voir au sujet de la pathogénie de l'épilepsie. Le bromure de potassium diminue, en effet, la congestion encéphalique et c'est ainsi que son emploi dans les cas de congestion cérébrale, chez les paralysés généraux notamment, chez les vieillards, donne de bons résultats.

Mais j'ai dit aussi précédemment que l'épilepsie est une dégénérescence seulement; c'est ici le lieu de le rappeler et de donner encore une explication :

1° L'épileptique est très souvent, presque toujours, le descendant ou le parent très proche d'un épileptique;

2° L'épileptique donne très fréquemment naissance à l'imbécillité, à l'idiotie, ou à l'épilepsie, lorsqu'il ne réunit pas chez le même enfant l'imbécillité ou l'idiotie à l'épilepsie; il y a donc quelques liens de parenté entre ces trois états et si l'on fait, à juste titre, des dégénérescences de l'imbécillité et de l'idiotie, il serait peu logique de faire une exception pour l'épilepsie;

3° Ou l'épileptique a des accès convulsifs et est idiot ou imbécile dès la naissance ou la plus tendre enfance et alors nous le rangeons tous parmi les dégénérés typiques. Ou il naît avec un cerveau capable de donner un certain niveau intellectuel, relativement élevé, et alors nous ne le classons plus parmi les dégénérés, mais complètement à tort; nous oublions, en effet, son origine, que cet être, qui n'a cependant pas d'attaques convulsives, tout le monde le distingue des hommes normaux par son caractère, par sa conduite, etc. (comme on différencie le dégénéré psychique simple sous le nom d'original), et que nous, médecins, nous lui trouvons encore quelques signes distinctifs, tels que, par exemple, de l'asymétrie frontale très accusée, l'aplatissement d'une des bosses frontales, un développement par trop inégal des deux côtés ou de deux points symétriques du crâne, etc...

Il me semble cependant que ces caractères permettent de rapprocher l'épileptique des dégénérés typiques.

On sera tenté de m'objecter, sans doute, que des hommes de génie étaient épileptiques. Mais cela n'infirme en rien tout ce que je viens de dire ; on trouve bien des enfants prodiges parmi les imbéciles, des calculateurs qui nous confondent, des originaux, des dégénérés psychiques, parmi les hommes qui ont rendu de grands services. L'homme normal est celui dont les facultés sont pondérées, chez qui l'on ne voit pas une faculté dominer par trop ou effacer la plupart des autres.

J'en arrive à conclure enfin qu'il est aussi difficile de guérir complètement un épileptique que de faire un homme intelligent d'un imbécile.

Par un traitement médicamenteux, on peut faire disparaître les symptômes physiques les plus manifestes de l'épilepsie, on évite l'aggravation des phénomènes psychiques pathologiques ; c'est déjà un résultat très sérieux. Le bromure de potassium, sagement prescrit, peut le donner, l'ergotine, mieux connue à tous égards, pourra peut-être le rendre plus complet. Mais le traitement le plus important est le traitement hygiénique.

Par un traitement hygiénique judicieusement institué, on arrivera probablement à prévenir le développement des deux groupes symptomatologiques secondaires, qui, une fois qu'ils éclatent, contribuent, par leur répétition, à étendre le foyer épileptique et permettent de transmettre à des descendants plus qu'on a reçu soi-même.

Ce traitement hygiénique empêchant l'éclosion des accidents secondaires, petit mal, convulsions et, par suite, leurs effets fâcheux pour tout le système nerveux, pourra donc, constamment continué, laisser au sujet atteint le système nerveux tel qu'il l'a reçu de ses ascendants; ses défectuosités iront, par conséquent, en s'atténuant de génération en génération et c'est ainsi, mais ainsi seulement, que l'on parviendra, suivant une loi physiologique acquise, à redresser le système nerveux des descendants, à effacer la tache épileptique ou, tout au moins, à en diminuer l'étendue.

C'est assez dire que les descendants d'épileptiques doivent être soumis à toutes les règles de l'hygiène la plus stricte dès l'enfance, même, et surtout, avant qu'ils aient eu le moindre trouble circulatoire, le moindre accident convulsif. Ils devront être tenus dans des conditions telles qu'ils ne puissent communiquer à leurs enfants qu'une tare atténuée. Nous comprenons parfaitement déjà que la sobriété surtout est absolument indiquée et que l'épileptique ivrogne, par exemple, prépare à ses descendants une hérédité souvent plus grave que celle qui l'a frappé lui-même.

En premier lieu, pour éviter le développement de l'épilepsie, c'est-à-dire l'addition d'autres symptômes au symptôme primordial constitué par un certain état mental, il serait nécessaire d'accoutumer peu à peu l'enfant aux émotions, de le préparer même à ne pas éprouver, à la façon des individus normaux, des chagrins en rapport avec leurs causes, ne pas en faire un poltron surtout, et de petites doses de bromure de potassium seraient un adjuvant utile. Le travail cérébral devra être modéré ; on n'accordera à l'enfant, de la gymnastique, que les exercices qui n'augmentent pas trop sensiblement l'état congestif habituel de l'encéphale, qui ne peuvent occasionner aucune modification trop brusque de la circulation. Les mêmes principes devront présider au choix d'une profession.

Le régime doit être surveillé ; les aliments habituels seront de digestion facile et assez prompte ; les excès de table seront évités.

L'usage, à plus forte raison l'abus, des poisons de l'intelligence, alcool, tabac, etc., sera, autant que possible, limité, ou, de préférence, proscrit.

Les fonctions de tous les organes devront s'accomplir régulièrement.

Ce n'est pas seulement le malade lui-même, le prédisposé, qu'il faudra réglementer, mais aussi son entourage, afin de lui éviter les causes de discussions, de colère, d'entraînements à des abus, et de tenter, en quelque sorte à son insu, de redresser les manifestations anormales de son activité cérébrale anormale. Il est certain, en effet, que l'on peut quelquefois, remontant des conséquences aux causes, modifier peu à peu le jeu d'un organe et, par suite, sa constitution première, etc.

Il n'est pas jusqu'au sommeil qui ne doive être surveillé. Les cauchemars, chez le descendant d'épileptiques, par les répétitions de troubles circulatoires du système nerveux que déterminent les terreurs qu'ils occasionnent, peuvent favoriser le développement de l'épilepsie, c'est-à-dire l'apparition des vertiges et même des crises convulsives. (Ils sont, sans doute, causes de beaucoup d'accès de nuit.) Il est donc de toute nécessité d'en diminuer au moins l'intensité, si l'on ne peut les annihiler totalement et je crois appelée à rendre quelques services la méthode de traitement prophylactique du cauchemar préconisée par M. Yves Delage, méthode dont j'ai pu apprécier la valeur et que je crois utile de faire connaître ici par quelques citations[1] :

« Contrairement à l'opinion générale, à ce qui semblerait naturel, nous ne rêvons guère de ce qui nous a préoccupés récemment. Les impressions négligées ou repoussées sont la source principale de nos songes. La probabilité de rêver d'un fait augmente avec la vivacité de l'impression produite et diminue avec l'attention qu'on lui a accordée..... Contre les mauvais rêves survenus une nuit sans que rien ait pu les faire prévoir, il n'y a rien à tenter. Mais si vous êtes la victime habituelle du cauchemar, si, à la suite de quelque maladie ou d'un violent ébranlement nerveux, vous êtes devenu sujet à des rêves terrifiants, toujours les mêmes, peut-être, sans négliger pour cela les prescriptions de votre médecin, trouverez-vous ici un palliatif à vos tourments...

« ... A peine êtes-vous endormi que les angoisses commencent, vous êtes atteint, saisi ; vous voulez crier, la voix vous manque...

1. *Revue scientifique*, juillet 1891.

« ... En repoussant la vision avant de vous endormir, vous lui conservez les forces dont elle usera pour vous accabler. Bien plus, vous les doublez... Pour éviter le cauchemar c'est tout l'opposé que vous devez faire ; il faut l'appeler le soir et y appliquer votre esprit, le dépouiller autant que possible du sentiment de peur qui l'accompagne, mais le retenir..., jusqu'à en saturer votre esprit, jusqu'à vous en écœurer, et il y a tout à parier pour que le bâillement qui terminera la scène soit le prélude d'un sommeil calme et de songes indifférents.

« C'est surtout à l'enfant, si sujet aux rêves, que cette méthode pourra servir, à la condition d'être appliquée par une mère intelligente et ferme. Celle-ci ne devra pas craindre de le réveiller quand l'ennui fermera ses paupières pour recommencer encore le conte du rêve jusqu'à ce qu'il ne réagisse plus du tout en entendant le mot qui provoquait ses terreurs... »

Il est bon d'ajouter que l'enfant ne devra être couché que lorsque la digestion sera terminée, les troubles gastriques étant souvent causes indirectes de cauchemars, que le lit ne sera ni trop dur, ni trop élastique, que la chambre à coucher doit être spacieuse, bien aérée, la température modérée, etc.

En somme, le traitement curatif de l'épilepsie doit avoir pour objet la famille de l'épileptique, l'extinction progressive de l'épilepsie dans cette famille, mais vouloir guérir un épileptique, c'est tenter l'impossible. *Personne, évidemment, ne peut considérer comme guéri un homme qui peut encore transmettre une tare et personne n'oserait dire qu'un épileptique, qui n'a plus d'accès, n'est plus capable de donner naissance à des épileptiques.*

Le véritable traitement de l'épilepsie est donc, avant tout, un traitement hygiénique. Il a surtout pour objet l'atténuation de l'épilepsie d'une génération à l'autre, l'affaiblissement progressif de la tare héréditaire jusqu'à épuisement.

Il peut être favorisé par des unions sagement faites, si, malheureusement, les malades veulent et peuvent se marier.

Pour l'instituer convenablement, il faut recourir à toutes les branches de l'hygiène, hygiène individuelle, hygiène professionnelle, etc., et, comme tout médecin doit être hygiéniste, je n'ai pas à insister.

Cependant, je dois mettre, autant que possible, en évidence l'importance du traitement hygiénique et je vais tenter encore de montrer les bienfaits que l'on peut attendre de lui.

Les résultats du traitement hygiénique des dégénérescences primaires confirment totalement mon opinion sur la parenté franche de l'imbécillité, de l'épilepsie et de l'idiotie. Personne mieux et plus que Seguin ne s'est occupé du traitement moral, de l'hygiène et de l'éducation des idiots; son traitement de l'idiotie tenait compte du tempérament, de l'âge, du sexe, des habitudes, des maladies accessoires de la dégénérescence, des idiosyncrasies, de l'hérédité, de l'influence de tous les agents atmosphériques, de l'habitation, de l'habillement, de l'alimentation, des soins de propreté, de la régularité de toutes les fonctions organiques, de l'utilité de la gymnastique, du développement de la motilité, de l'éducation des sens, etc. Il commençait sa thérapeutique par l'éducation du toucher, après avoir, par des procédés spéciaux (voir son livre[1]), régularisé les mouvements des membres, leur avoir donné plus d'assurance, etc. Mais toutes ces influences, toutes ces indications, tous ces états, dont il ne négligeait aucun, ont, je l'ai montré dans le cours de ce travail, un certain effet sur l'épilepsie et si, par le méticuleux traitement hygiénique qu'il appliquait à ses idiots, il obtenait quelque résultat, il devait aussi, si mon opinion est logique, amender l'idiot convulsif. Bien qu'il ne se soit pas spécialement occupé de l'épilepsie, je trouve cependant, dans son ouvrage, quelques données à cet égard ; elles confirment les espérances que l'on peut fonder sur la thérapeutique hygiénique et montrent aussi que ces deux états, idiotie et épilepsie, peuvent être passibles du même traitement et sont, par conséquent, unis par des liens étroits. « Lorsque, dit-il (p. 19), l'épilepsie ou des accès d'épilepsie se joignent à l'idiotie, au lieu de laisser appliquer au hasard et successivement les formules des commères, saisissez d'une main ferme la direction du sujet ; faites prédominer les exercices musculaires et sensoriels ; sans doute, l'état épileptiforme pourra persister ; mais,

1. Édouard Seguin, *Traitement moral, hygiène et éducation des idiots.* Paris, J.-B. Baillière, 1846.

à coup sûr, il ne s'aggravera pas sous l'influence du régime que je propose; et le pire qui puisse arriver, c'est que la famille continue d'avoir un épileptique au lieu d'un idiot-épileptique; mais souvent aussi les accès cèdent à quelques mois d'activité bien dirigée, bien graduée, et vous avez fait, si l'on peut ainsi dire en matière grave, d'une pierre deux coups. »

Il rapporte plus loin, page 571, l'observation d'un idiot, hydrocéphale, épileptique, qui lui fut confié à l'âge de 6 ans et demi, auquel il put, en deux ans, par l'application de sa méthode, apprendre à parler un peu, à donner un nom aux objets les plus usuels, mais dont « les accès d'épilepsie avaient disparu sans retour dès le sixième mois du traitement ». Puis il ajoute, en note : « Comme il m'est arrivé de voir des cas d'épilepsie résister au régime actif que j'oppose à l'idiotie, je le dis; mais le plus souvent ces crises ont disparu ou ont diminué, et jamais elles ne sont devenues ni plus graves ni plus fréquentes pendant la durée du traitement et depuis. »

Mais Seguin n'avait pas le précieux adjuvant que nous trouvons dans le bromure de potassium et la cure de l'épilepsie n'était pas précisément sa plus grande préoccupation. Il me fournit, néanmoins, de puissants arguments en faveur du système thérapeutique que je crois seul logique et réellement efficace.

Il est un traitement adjuvant, applicable spécialement à l'enfant, qui doit être appelé à donner de bons résultats, la compression encéphalique, dans la production de l'attaque convulsive, jouant un très grand rôle, et, ce traitement, je n'hésiterais pas à le recommander à l'occasion. Son efficacité, relative au moins, apparaît certaine à la suite des considérations que j'ai développées sur la pathogénie de la crise convulsive.

M. Lannelongue (communication à l'Académie des sciences, séance du 30 juin 1890) a eu l'idée de tenter des essais de traitement de la microcéphalie par la craniectomie ; il s'est dit qu'on « pouvait peut-être modifier une évolution cérébrale compromise ou retardée et chercher à lui donner un nouvel essor en écartant, dans une certaine mesure, la résistance du crâne, principalement dans la région où le cerveau possède les centres qui exercent la plus grande influence sur la vie de relation » et, le 9 mai 1890, il a pratiqué une résection partielle d'os du crâne « sur une petite fille de 4 ans offrant les déformations crâniennes et les signes de la microcéphalie avec idiotie ».

« Le crâne n'a pas été ouvert comme dans les trépanations ordinaires, mais dans un lieu d'élection spéciale, le long de la suture sagittale, depuis la suture frontale jusqu'à la suture occipitale, de façon à obtenir une perte de substance longue de 9 centimètres et large de 6 millimètres. La dure-mère n'a pas été intéressée et la plaie superficielle a été réunie sans drainage ; la cicatrisation s'est faite par première intention.

« L'opération a été pratiquée le 9 mai, et, dès le 15 juin, l'état de l'enfant s'était considérablement modifié ; *les phénomènes d'excitation cérébrale* auxquels elle était en proie avant l'opération ont complètement disparu; le développement de l'intelligence, entravé par le fait de l'évolution cérébrale compromise par la résistance d'un crâne épais avec hyperostoses irrégulières probables et sutures de la voûte très serrées, paraît se faire depuis lors progressivement. » (*Revue scientifique.*)

La même opération est complètement indiquée chez les enfants épileptiques. Si elle n'est pas suivie de brillants résultats, au point de vue du développement intellectuel ultérieur, elle aura, au moins, pour conséquence de supprimer ou de prévenir les convulsions, dues à la compression de l'encéphale refoulé en quelque sorte contre les parois du crâne à la suite de troubles du grand sympathique (troubles circulatoires), et d'autant plus promptement et plus fortement comprimé qu'il se trouve dans une enveloppe non proportionnée à son développement possible et à ses fonctions.

Débarrassé des attaques, l'enfant ne subira pas les conséquences aggravantes qui résultent, pour lui et pour la descendance, de crises longtemps répétées et on le mettra peu à peu, le traitement hygiénique étant indéfiniment suivi, en état de ne communiquer aux rejetons qu'il donnera peut-être, qu'une tare atténuée.

Mais nos ancêtres trépanaient couramment les épileptiques; ils ne l'auraient probablement pas fait s'ils n'avaient obtenu que de mauvais résultats. « On sait d'ailleurs que, dans ces derniers temps, des chirurgiens ont trépané des épileptiques chez lesquels il n'existait aucune lésion extérieure du crâne, et ils affirment avoir eu des succès [1]. »

Mon collègue à Maréville, M. le Dr Langlois, a eu dans son service un épileptique, de forte taille, sanguin, sujet à de fréquents accès convulsifs. Il était, parfois, extrêmement agité; il se jeta un jour si violemment contre le mur de sa cellule qu'il se fractura la voûte crânienne. Quelque temps après, une esquille assez volumineuse était éliminée. Mais, dès le jour de l'accident, et pendant quelques années, on n'observa plus d'attaques d'épilepsie. Les crises ont pu reparaître depuis que mon collègue ne voit plus ce malade, mais il n'en reste pas moins ce fait qu'un épileptique, tombant fréquemment, s'étant en quelque sorte trépané accidentellement, n'a pas eu d'attaques pendant les deux ou trois premières années qui ont suivi l'accident.

Ceux qui accepteront la pathogénie de l'épilepsie telle qu'elle semble découler de ce travail seront certainement plus audacieux et ne tarderont pas à la confirmer encore. Ils ne guériront pas les épileptiques qu'ils opéreront, puisque ceux-ci ne seront pas, par le fait de l'opération, délivrés de toute tare, mais ils amoindriront cette tare en supprimant une de ses causes d'accroissement, l'attaque convulsive, et, avec l'hygiéniste, ils contribueront à diminuer très sensiblement la puissance épileptogène de l'individu.

Ce n'est que par atténuation progressive, de géné-

1. J. Christian, *loc. cit.*, p. 141.

ration à génération, je le répète, que l'on doit combattre l'épilepsie ; songer à l'éteindre définitivement et complètement chez un sujet, c'est commettre une hérésie physiologique, ne voir en l'épileptique que le convulsif et oublier qu'il est le frère, souvent inséparable, du dégénéré typique.

INFLUENCES DU MILIEU.

Les variations atmosphériques ont une influence sur le cœur, sur la respiration, sur la pression sanguine ; il en est ainsi chez les normaux, les épileptiques ne doivent donc pas faire exception. En effet, tous ceux qui se sont occupés de l'épilepsie, ont remarqué cette influence ; elle ressort encore des chiffres donnés plus loin, et dont je n'exagérerai pas l'importance par de longs commentaires.

Hippocrate trouvait les attaques plus nombreuses au *printemps*. « L'épilepsie est plus fréquente dans les *climats chauds*, où les habitants ont beaucoup de vivacité, que dans les climats tempérés », pensait Portal[1]. J. P. Franck[2], au contraire, croyait l'épilepsie plus commune dans les contrées froides.

A mon avis, les températures extrêmes sont les plus défavorables, les climats à variations atmosphériques brusques ont sur l'épilepsie l'effet le plus désastreux et l'on doit recommander ceux qui n'exposent pas à

1. *Traité de l'Épilepsie*, 1827.
2. *Traité de médecine pratique*, t. II.

des oscillations trop marquées, conseiller les milieux tempérés, à température aussi constante que possible. Aussi suis-je convaincu que les attaques sont moins nombreuses, en hiver, dans les asiles d'aliénés dont le quartier d'épileptiques est chauffé complètement (promenoirs, escaliers, dortoirs, etc.) par un calorifère que dans ceux dont les quartiers sont chauffés par des poêles, la température étant plus facilement maintenue uniforme dans un cas que dans l'autre.

TABLEAU *indiquant combien d'épileptiques sur 100 tombent par jour dans la première* (A) *et la seconde* (B) *quinzaine de chaque mois, d'après la population de mon quartier d'épileptiques, qui varie habituellement de 60 à 65.*

MOIS.	1889.		1890.		1891.	
	A.	B.	A.	B.	A.	B.
Janvier	"	"	39.77	42.69	49.52	47.39
Février	"	"	40.92	40.58	44.88	45.12
Mars	"	"	41.04	37.14	44.00	37.00
Avril	"	"	39.36	38.25	42.06	34.09
Mai	"	"	43.04	44.91	41.70	38.70
Juin	"	"	45.57	42.39	44.55	37.55
Juillet	"	"	46.76	40.63	"	"
Août	"	"	46.32	41.65	"	"
Septembre	"	"	43.10	40.90	"	"
Octobre	44.06	38.43	45.56	48.27	"	"
Novembre	41.58	39.77	45.60	41.04	"	"
Décembre	41.26	36.28	50.10	46.23	"	"

D'après ces chiffres, plus d'épileptiques tomberaient généralement dans la première quinzaine du mois que dans la seconde et les températures extrêmes auraient une influence défavorable sensible, le froid principalement, si l'on compare les chiffres différents donnés pour les hivers de 1889-1890 et 1890-1891, ce dernier exceptionnellement rigoureux.

Le tableau ci-contre est, en quelque sorte, le complément du précédent.

Enfin, j'ai fait quelques recherches sur l'épilepsie dans ses rapports avec les mois lunaires; en voici le résumé :

MOIS.	PHASES DE LA LUNE.				NOMBRE de malades.
	D. Q.[1]	N.	P. Q.	P.	
Du 3 sept. au 1er oct. 1890 . . .	24.85	29.28	25.42	25.57	62
Du 2 oct. au 30 oct. 1890	27.57	26.85	28.10	30.10	62
Du 1er nov. au 29 nov. 1890. . .	28.28	29.70	27.43	24.57	63
Du 1er déc. au 29 déc. 1890 . . .	33.40	28.40	27.85	27.85	63
Du 31 déc. 1890 au 29 janv. 1891.	29.50	32.00	33.00	28.40	63
Du 29 janv. au 27 fév. 1891 . . .	28.85	31.10	29.70	28.40	63
Du 28 fév. au 28 mars 1891 . . .	30.40	26.00	25.10	23.28	63
Du 29 mars au 27 avril 1891. . .	24.57	24.57	24.20	22.42	61
Du 28 avril au 26 mai 1891 . . .	25.42	24.70	25.10	24.00	62
Du 27 mai au 25 juin 1891 . . .	25.87	29.10	23.28	22.28	60

1. Nombres moyens, calculés sur 62 ou 63, 61, 60, des malades qui tombent dans un jour, suivant la phase lunaire (prise de sept jours : les trois jours précédant le changement complet et les trois jours suivants).

Il ressortirait de ce cadre qu'un plus grand nombre de malades tombent généralement pendant le dernier quartier et le renouvellement (D. Q. et N.) de la lune.

« D'après Esquirol, la lune n'agirait que par sa clarté, et il attribue aux grandes commotions atmos-

Décès par suite d'accès répétés d'épilepsie pendant une période de onze ans.

(Population annuelle du service des épileptiques [hommes et femmes] de l'asile de Maréville : 100 à 120.)

MOIS.	1880.		1881.		1882.		1883.		1884.		1885.		1886.		1887.		1888.		1889.		1890.		TOTAUX.		TOTAL GÉNÉRAL.
	H.	F.	H.	F.	H.	F.	H.	F.	H.	F.	H.	F.	H.	F.	H.	F.	H.	F.	H.	F.	H.	F.	H.	F.	
Janvier	1	"	"	1	"	1	1	1	2	"	"	"	2	"	"	"	1	"	1	1	"	"	8	4	12
Février	"	"	"	"	"	"	1	"	"	"	"	"	1	"	"	1	"	"	1	"	1	"	4	1	5
Mars	"	"	"	"	"	"	"	"	1	"	"	"	1	"	"	"	"	1	"	"	2	"	4	1	5
Avril	1	"	"	"	"	"	"	"	"	"	1	1	"	"	"	"	"	"	"	"	"	"	2	1	3
Mai	"	1	1	"	1	"	"	"	"	"	1	"	"	"	"	"	"	1	"	"	"	"	3	2	5
Juin	"	"	"	1	"	1	"	"	"	"	"	"	"	"	"	"	"	"	"	"	"	"	"	2	2
Juillet	"	"	"	"	"	"	"	"	"	"	1	1	1	"	"	1	1	"	"	"	"	"	3	2	5
Août	"	1	"	"	"	"	1	"	1	"	"	"	"	"	"	"	1	"	1	"	"	"	4	1	5
Septembre	"	"	"	"	"	"	"	"	"	"	"	"	"	"	"	"	"	1	"	1	"	"	"	2	2
Octobre	"	1	"	"	"	"	"	"	"	"	"	"	"	"	1	"	"	"	"	"	2	"	3	1	4
Novembre	"	"	"	"	"	1	"	"	"	"	"	"	"	"	"	"	"	"	1	1	"	"	1	2	3
Décembre	"	"	"	"	"	"	"	"	"	"	"	"	"	"	"	"	1	"	"	"	"	"	1	"	1
Totaux	2	3	1	2	1	3	3	1	4	"	3	2	5	"	1	2	4	3	4	3	5	"	33	19	52
Total général	5		3		4		4		4		5		5		3		7		7		5		52		

phériques l'exaltation, l'exaspération bruyante qui règne dans les asiles au moment des équinoxes ; mais, ajoute-t-il, les Allemands, les Italiens croient à l'influence de notre satellite, les Anglais et presque tous les peuples modernes donnent le nom de lunatiques aux fous. »

En France, « Daquin, de Chambéry, dans la *Philosophie de la folie,* et Dubuisson auraient seuls défendu l'influence de notre satellite qu'ils déclarent évidente[1] ».

M. Wagner, cité par Gaston Tissandier, prétend que « la lune n'est pas sans exercer d'influence sur la formation des orages[2] ». Mais, les orages nous impressionnent tous, plus ou moins, il ne serait donc pas extraordinaire de voir l'épilepsie influencée par les variations lunaires et subir des actions de milieu, se traduisant, il est vrai, plus bruyamment que chez l'individu normal. Cette différence dans les manifestations vient, en somme, de nous être expliquée encore par M. L. Manouvrier : « L'action du milieu sur l'organisme, dit-il, est limitée par la constitution existante de celui-ci. Il exerce sur les différentes influences de milieu susceptibles d'agir sur lui une sorte d'action élective. Tel individu oppose à telle influence une fin de non-recevoir, en quelque sorte, soit par le fait qu'il est organiquement incapable d'y obéir, soit parce qu'il

1. J. Gouzer, *Archives de l'Anthropologie criminelle et des Sciences pénales,* juillet 1891.

2. *La Nature,* numéro du 22 août 1891, p. 182.

est mieux disposé à obéir à une autre influence demandant un moindre effort[1]. »

Il serait puéril de prétendre que, tous les épileptiques n'ayant pas, ensemble, plus d'accès, par exemple au moment d'une même variation atmosphérique, cette variation n'a aucune influence sur l'épilepsie en général. Et cependant, cette objection pourrait être faite, parce que l'on « considère que des milliers d'individus sont plongés en quelque sorte dans un milieu identique agissant sur chacun d'eux comme un bouillon de culture sur des microbes, alors que le milieu en question diffère, en réalité, pour chaque individu. La température atmosphérique, par exemple, exerce une influence endémique, mais l'hiver et l'été varient les plaisirs pour les uns et les souffrances pour les autres. » (Manouvrier.) De même, telle saison influencera péniblement tel groupe d'épileptiques et sera favorable ou indifférente à tel autre groupe; les renseignements statistiques que je viens de donner ne prouvent que cela, mais ils indiquent quelles sont les conditions les plus fâcheuses pour la majorité des épileptiques.

Il y a d'autant plus lieu de tenir compte de cette influence du milieu lorsque, par exemple, on est appelé à choisir une résidence, un climat, pour un épileptique, « qu'à un moment donné elle se complique des influences précédemment exercées sur l'individu à tous les autres moments de sa vie par des conditions de milieu indéfiniment variables ». Telle influence d'intensité

1. *Les Aptitudes et les Actes,* Revue scientifique du 22 août 1891.

moyenne, par exemple, augmentant la fréquence des accès, des influences analogues, mais plus faibles, pourront, à la longue, le système nerveux étant très apte aux répétitions, avoir des conséquences aussi fâcheuses.

Avant d'instituer un traitement définitif, lorsque l'on se trouve en face d'un épileptique, il faut donc, basant toujours ce traitement sur la connaissance des principaux facteurs pathogéniques, ne négliger aucune des conditions de milieu capables d'exercer une action sur le système nerveux du malade et étudier complètement ce malade dans le passé aussi bien que dans le présent. On se mettra ainsi mieux en situation d'apporter un traitement complet, des modifications rationnelles au jeu de l'organe incriminé et, par suite, à sa constitution défectueuse.

Le traitement des épileptiques dans les asiles d'aliénés, tels qu'ils sont organisés aujourd'hui, ne peut donner aucun espoir sérieux, car les malades sont trop nombreux pour un seul médecin et pour le personnel qu'il est possible de trouver, étant données les limites des budgets. Il est indispensable d'avoir un personnel spécial pour les épileptiques et assez intelligent pour recevoir avec fruit les leçons du médecin, car il serait nécessaire que le médecin fît l'éducation spéciale de ses subordonnés par des conférences cliniques. Mais il faudrait, pour s'attacher des sujets capables, s'imposer d'autres sacrifices que ceux faits pour les asiles départementaux. Il faut d'autant plus de patience, d'énergie, pour faire le service qui serait rationnel dans un quartier d'épileptiques, que ceux que l'on amène dans les établissements publics, tombent, en général, depuis longtemps.

Dans les asiles spéciaux, pour épileptiques seulement, on obtiendra certainement de bons résultats si l'on sait former un personnel bien spécialisé.

RÉSUMÉ

L'épilepsie est une dégénérescence caractérisée par trois groupes symptomatologiques principaux :

1° Des symptômes psychiques accusés dès l'enfance et dénotant l'importance de la part prise par le cerveau dans la pathogénie ;

2° Des troubles circulatoires montrant, contrairement à ce qui a été avancé jusqu'à présent, que le rôle du grand sympathique est plus important que celui du système médullaire ;

3° Des accidents convulsifs dus à l'intervention, en troisième ordre, du système médullaire, accidents moins graves que les précédents, puisque ce sont eux qui cèdent le plus facilement à un traitement médicamenteux ou chirurgical.

Le véritable siège de l'épilepsie serait donc dans les territoires cérébraux de la sphère émotive et intellectuelle ; tant que ces territoires fonctionnent peu anormalement, l'épilepsie est seulement psychique par ses manifestations. Lorsqu'une cause spéciale amène une suractivité dans ce fonctionnement anormal, une influence s'exerce de cette sphère émotive sur le système nerveux de la vie organique, grand sympathique, alors apparaissent les troubles circulatoires dont nous venons de parler, qui donnent lieu au petit mal seulement, s'ils ne sont pas excessivement prononcés. Lorsqu'ils provoquent des phénomènes de compression encéphalique très accusée, une réaction se produit du côté de la moelle, comme chez le pendu, par exemple, ou le paralysé général, et on a la grande attaque, composée, en dernière analyse, des accidents du petit mal et des convulsions.

Pour établir cette pathogénie, j'ai procédé par induction; je pourrais en contrôler le bien-fondé par déduction.

Le point de départ de l'épilepsie dans la sphère émotive nous explique la plus grande fréquence des accès aux époques menstruelles chez la femme, car, à ce moment, on constate habituellement qu'un travail spécial, plus actif que de coutume, s'effectue dans quelques teritoires encéphaliques ; la femme est, en effet, plus susceptible, plus émotive, plus romanesque, etc.

Le système nerveux supérieur étant fatigué, surmené plus spécialement, puisque les deux premiers symptômes sont les plus graves, comme je l'ai démontré, le système bulbo-rachidien, l'équilibre entre les deux systèmes étant rompu, doit accuser une prédominance dans ses manifestations après les attaques, et, en effet, il y a, à ce moment, pénurie d'idées, le plus souvent, et désordre d'actes.

Enfin, cette pathogénie nous explique ce qui se passe chez le pendu, chez le paralysé général, qui tous deux ont de la congestion cérébrale immédiatement avant les convulsions ; elle nous montre la cause de l'excitation que nous voyons, fréquemment, éclater chez le paralysé général à la suite de poussées congestives et de convulsions épileptiformes. Le cerveau est relativement épuisé, il exerce moins qu'avant l'apparition de ces accidents le peu de puissance pondératrice qui lui restait, et la moelle n'ayant plus de régulateur, réagit. Elle indique, enfin, la logique de l'absence de troubles intellectuels dans l'épilepsie partielle.

Il est à remarquer aussi que les congestions cérébrales sont plus fréquentes en hiver, facilement déterminées par les températures extrêmes et que l'épilepsie est fâcheusement influencée par les mêmes causes.

La compression auto-encéphalique est favorisée souvent par le volume insuffisant de la boîte crânienne, insuffisance résultant de synostoses prématurées ou d'accroissement non proportionnel de l'encéphale et du crâne.

Ces vues peuvent conduire à quelque résultat au point de vue du traitement, ainsi que j'ai cherché à le faire ressortir dans mes réflexions sur la curabilité de l'épilepsie.

Je pense, en tout cas, avoir complété avantageusement la symptomatologie de l'épilepsie, en appelant l'attention sur des symptômes qui avaient été négligés jusqu'à ce jour et que j'ai, cependant, montrés susceptibles d'acquérir une certaine importance, puisqu'ils sont en rapport avec l'état mental, avec le nombre des attaques convulsives, etc., périodicité de petites séries mensuelles d'accès chez l'homme et chez la femme, influence manifeste et *constante* de la menstruation, sens de la chute, parfois variable chez le même individu, rapport du sens de la chute avec l'état mental, rapport des accès avec l'agitation, suppression de l'erreur courante d'après laquelle les épileptiques tomberaient généralement en avant, rapport du sens de la chute avec le nombre des accès et, enfin, importance spéciale de l'état psychique congénital de l'épileptique et non-justification de la dénomination « épilepsie partielle ». (Action de la température, des climats, etc.)

En connaissant mieux les effets, on remonte plus facilement aux causes. C'est ainsi que la clinique diminue, par induction, le champ des névroses, mais à la condition de ne négliger aucun symptôme, de n'en qualifier aucun d'insignifiant.

Je crois avoir ainsi dégagé nettement la nature de l'épilepsie et pouvoir fixer comme suit les principaux liens de parenté de l'idiotie, de l'imbécillité et de l'épilepsie :

I. — Origine commune;

II. — Altérations psychiques ou similaires, ou, au moins, susceptibles de comparaison ;

III. — Altérations morphologiques du crâne par causes analogues ;

IV. — Altérations intimes, trophiques, de la boîte crânienne identiques (Girard de Cailleux) ;

V. — Résultats avantageux obtenus par le même mode de traitement (Seguin).

La conséquence de cette parenté si intime, pour l'épileptique, est que l'on ne peut que l'amender et que l'on ne peut éteindre l'épilepsie que progressivement dans une famille.

L'épileptique est donc un dégénéré dont le cerveau, congénitalement anormal, accuse sa tare par des manifestations spéciales de phénomènes intellectuels ou de sensibilité morale, phénomènes capables d'acquérir, sous l'action d'une cause insignifiante pour un cerveau sain, une intensité telle qu'il en résulte une réaction du côté du grand sympathique. Cette réaction amène de la congestion encéphalique et une compression d'autant plus facile de l'encéphale qu'il est enfermé dans un crâne de capacité plus faible, non en rapport avec le développement possible de son contenu. Cette compression produit l'anéantissement, passager comme elle, des opérations cérébrales, délivre la moelle de son pondérateur, et éclatent les convulsions.

ADDENDUM

FAITS CONFIRMATIFS

Une leçon de M. le professeur Simon Duplay, publiée par la *Semaine médicale* du 6 janvier 1892, dont j'extrais les quelques passages suivants, confirme absolument mon opinion sur la pathogénie de l'épilepsie :

En recherchant dans la littérature médicale, le docteur White a pu réunir 56 cas de trépanations, entreprises pour la cure de l'épilepsie traumatique, et dans lesquelles le chirurgien n'a constaté aucune lésion appréciable. Or, sur ce nombre, on a obtenu 25 guérisons et 18 améliorations; 3 fois seulement la récidive a été observée. Il est vrai de dire que, pour un certain nombre de cas mentionnés comme guéris ou améliorés, le temps écoulé depuis l'opération n'est pas très considérable ; il varie, en effet, de six mois à deux ans ; dans un seul cas, huit ans s'étaient écoulés sans qu'il y ait eu récidive depuis l'opération.....

Nous trouvons encore d'autres opérations curatives de l'épilepsie dans lesquelles on peut comprendre, sans se l'expliquer pourtant d'une manière complète, l'action curative de l'opération. Telle est, en premier lieu, la ligature des gros vaisseaux du cou, carotides, vertébrales, qui entraîne une perturbation considérable dans la circulation cérébrale.

White rapporte, en effet, 30 cas de ligature des gros vaisseaux du cou pour épilepsie, et, sur ce nombre, on note 14 guérisons, 15 améliorations et une mort.

Il faut encore citer une opération peu connue, je crois, en France, et qui, dans une certaine limite et d'une façon plus indirecte que la précédente, peut également retentir sur les centres, je veux parler de l'*ablation du ganglion cervical supérieur du grand sympathique,* dont White a réuni 24 cas, parmi lesquels on compte 6 guérisons, 10 améliorations, 5 insuccès, 2 morts peu de temps après l'opération et un résultat resté inconnu.

Voilà des faits qui ne permettent plus de penser à

l'anémie cérébrale, qui tous sont expliqués par mes propositions sur la pathogénie de l'épilepsie et dont les derniers font ressortir l'importance que j'ai donnée au grand sympathique en mettant son influence au second rang.

Au dernier moment, je trouve dans le *Bulletin de la Société mentale de médecine de Belgique,* numéro de décembre 1891, paru en janvier 1892, la note bibliographique suivante :

De la Circulation du sang dans le cerveau pendant l'accès d'épilepsie, par Todorskje (Wratsch et *Neurol. Centralbl.,* 1891).

Les expériences ont été faites sur le chien et sur le chat ; pour provoquer les accès épileptiques, l'auteur excite l'écorce cérébrale par le courant faradique ou pratique des injections intraveineuses de cinchonine, de cinchonidine ou d'essence d'absinthe. Il constate l'état de la circulation, d'une part par l'observation directe des vaisseaux de la pie-mère par une fenêtre faite dans le crâne, d'autre part en enregistrant en même temps la pression dans le bout central et dans le bout périphérique de la carotide.

Dès le début, et pendant toute la durée de l'accès épileptique, la pie-mère est fortement hyperémiée ; *de nouvelles artérioles deviennent visibles, la masse cérébrale fait hernie dans le trou de trépan.* Aussitôt on commence à passer le courant électrique et d'une manière plus intense encore pendant la période tonique de l'accès ; l'on voit alors monter la pression aussi bien dans le bout périphérique que dans le bout central de la carotide.

Encore une confirmation de l'opinion que j'émettais déjà en 1890, dans le *Mémoire* que j'ai adressé à l'Académie de médecine de Belgique, sur la pathogénie de l'attaque d'épilepsie.

CONCLUSIONS

1. — Il y a un rapport entre l'état mental de l'épileptique et le sens de la chute.

2. — Le sens de la chute peut donner quelques indications au point de vue de l'appréciation de la tare héréditaire.

3. — La règle générale, d'après laquelle un épileptique tomberait toujours de la même façon, comporte quelques exceptions.

4. — Il est admis à tort que les épileptiques tombent généralement en avant.

5. — Il existe un rapport entre le sens de la chute et le nombre des accès.

6. — On constate un rapport entre le nombre des accès et l'agitation.

7. — L'influence de la menstruation est beaucoup plus importante qu'on ne l'admet généralement.

8. — Ce qu'on appelle épilepsie partielle n'est pas de l'épilepsie.

9. — L'épilepsie n'est pas une affection du bulbe ; elle est cérébrale et c'est une dégénérescence appartenant à la même famille que l'imbécillité et l'idiotie.

10. — Elle est surtout passible d'un traitement

hygiénique ayant principalement pour objet l'atténuation pour les premiers descendants et la préservation pour les suivants.

11. — Elle peut être amendée, chez l'enfant plus spécialement, par un traitement chirurgical.

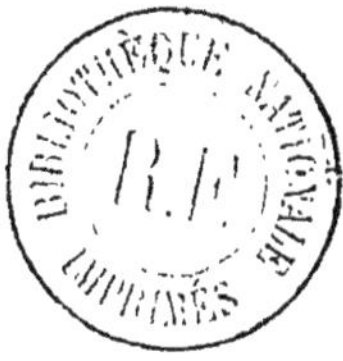

TABLE DES MATIÈRES

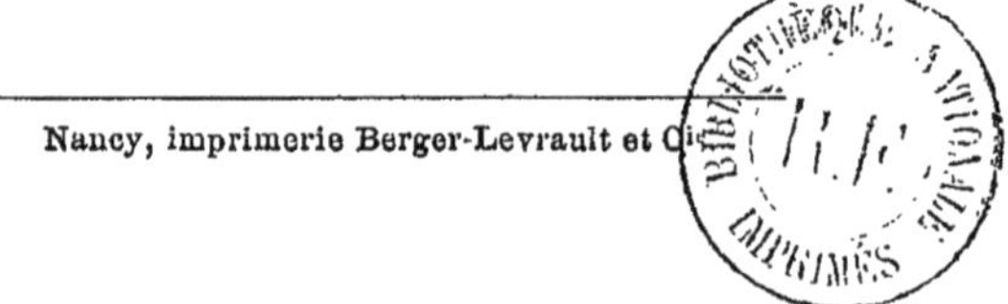

Nancy, imprimerie Berger-Levrault et Cie

www.ingramcontent.com/pod-product-compliance
Ingram Content Group UK Ltd.
Pitfield, Milton Keynes, MK11 3LW, UK
UKHW021226230726
13926UKWH00003B/1273